近づかない 手にしない

命を蝕む ドラッグ乱用

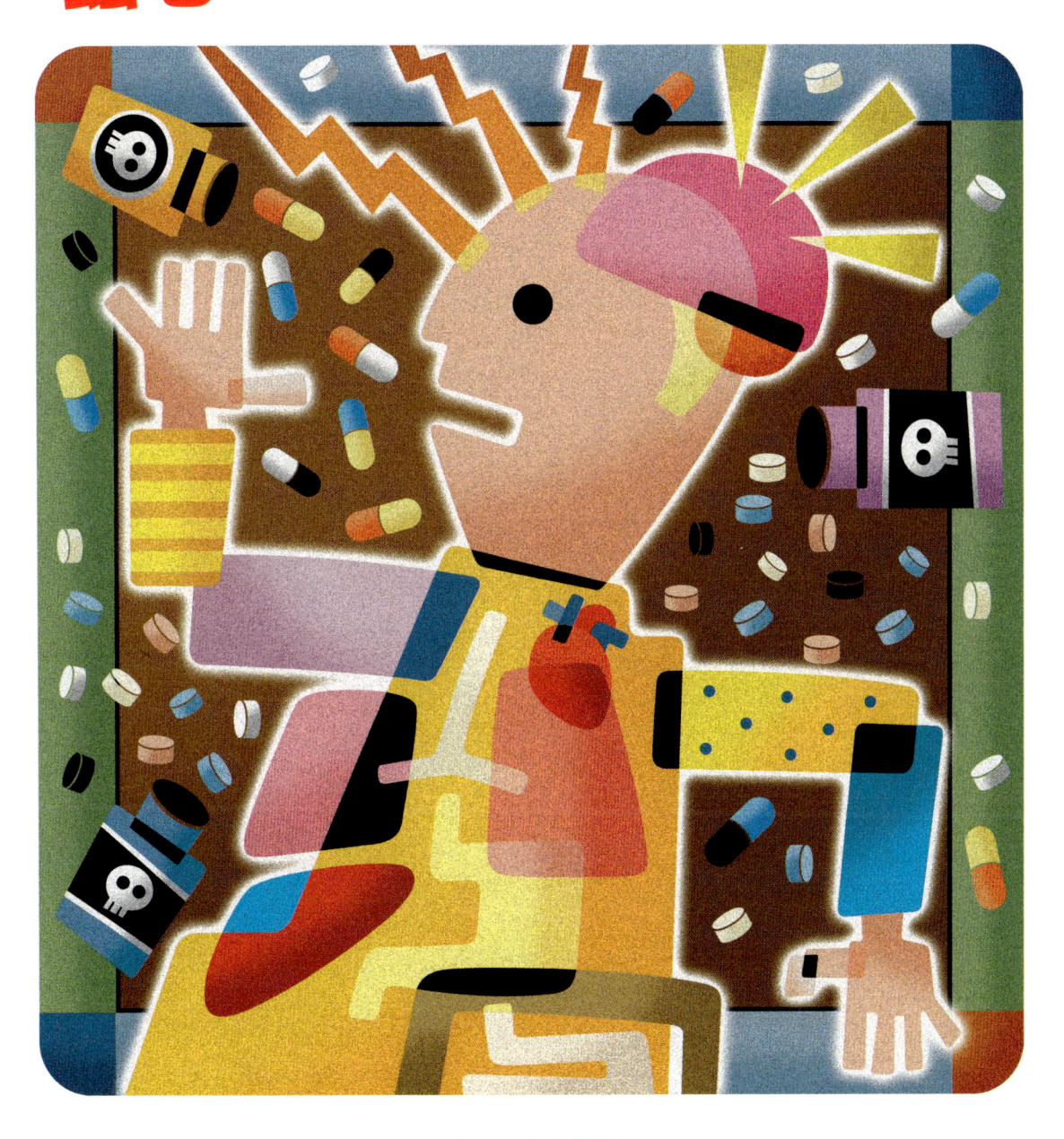

少年写真新聞社

もくじ

はじめに……………………………………………………………… 4
薬物ってどんなもの？……………………………………………… 6
薬の正しい使い方…………………………………………………… 6

第1章　10代に広がる薬物

10代の薬物事情……………………………………………………… 8
10代に増えている？………………………………………………… 10
脱法ドラッグ……………………………………………………… 11
脱法ドラッグ対策…………………………………………………… 14
　Q 脱法ドラッグはどんなところで出まわっているの？…… 14
大麻………………………………………………………………… 15
乱用の現状…………………………………………………………… 17
MDMA……………………………………………………………… 18
乱用の現状…………………………………………………………… 19
覚せい剤…………………………………………………………… 20
乱用の現状…………………………………………………………… 22
シンナー…………………………………………………………… 23
シンナー乱用で萎縮した脳………………………………………… 24
シンナー乱用で全身に現れる障害………………………………… 25
　Q ガスパン遊びってなんですか？…………………………… 26
その他の薬物……………………………………………………… 27
　Q ドーピングってなんですか？……………………………… 29
インターネットと薬物……………………………………………… 30
　Q インターネットを使うときの注意点を教えてください… 30

第2章　薬物乱用の害

薬物乱用の悪循環…………………………………………………… 32
　Q フラッシュバックってなんですか？……………………… 33
心身への影響………………………………………………………… 34
　Q 一度くらいなら大丈夫って本当？………………………… 34

社会的影響……………………………………………………………… 35
　　薬物乱用に関連する事故や事件 …………………………………… 35
　経済への影響…………………………………………………………… 36
　　薬物を取り締まる法律 ……………………………………………… 36
　薬物乱用からの回復…………………………………………………… 37
　　回復に必要なもの …………………………………………………… 38
　　Q もしも友だちが薬物を乱用していたら？ ……………………… 38

第3章　薬物から身を守るために

　どうして危険な薬物に手を出すの？ ………………………………… 40
　　Q 薬物でダイエットできるって本当？ …………………………… 40
　　薬物乱用の3つの要因 ……………………………………………… 41
　　巧妙な誘いの手口 …………………………………………………… 42
　誘惑を上手に断るためには…………………………………………… 43
　　コミュニケーション行動3つのタイプ ……………………………… 43
　　誘惑をうまく断れるのはどのタイプ？ …………………………… 44
　　誘惑をしてくる人にもタイプがあります ………………………… 45
　　友だちや先輩に誘われたら ………………………………………… 46
　　知らない人に誘われたら …………………………………………… 47
　　Q 薬物に誘われないための自己防衛策はありますか？ ………… 47
　薬物に関する意識調査………………………………………………… 48
　薬物乱用に関するデータ……………………………………………… 50
　薬物問題に関する相談電話…………………………………………… 52

　さくいん ……………………………………………………………… 54
　あとがき ……………………………………………………………… 55

> **用語について**
> 　厚生労働省の「脱法ドラッグ対策のあり方に関する検討会」において、脱法ドラッグの呼び方が違法ドラッグに改められましたが、本書では脱法ドラッグに統一しています。

はじめに

医療法人せのがわKONUMA記念
東京薬物乱用予防センター所長　原田幸男

　今日、薬物乱用問題は世界的な広がりを見せています。このことは、人間の生命はもとより、社会や国の安全や安定を脅かしています。
　薬物は第四の戦略物資といわれています。第一の戦略物資はいわゆる兵器です。第二の戦略物資は、石炭、石油、天然ガスなどの化石燃料のエネルギー資源です。第三の戦略物資は食料資源です。地球上での理想人口は60億人といわれていますが、すでにこの数を大きく上回っています。日本では飽食の時代とも呼ばれていますが、世界に目を向けると、難民や飢餓、地震や風水害に苦しむ多くの人々がいることを忘れてはなりません。麻薬生産国は、概して貧しい国々です。穀物が育つ肥沃な土地が少ないのも特徴の一つです。薬物が第四の戦略物資といわれる理由は、戦争が起これば麻薬や覚せい剤などが使われていたからです。そのほかに、薬物に群がるマフィアや暴力団などがその資金源を確保する手段とし、違法な薬物の取り引きで巨額な資金を手に入れるのです。善良な市民までも巻き込み各種の事件を頻発させ、暴利をむさぼる悪が存在します。国連を中心に、薬物の生産国、中継国、消費国がそれぞれ協力して、薬物乱用の危害を防ぐための戦略を立て、撲滅に向けての行動を展開しています。薬物乱用は一国の問題ではなく、世界的、地球規模の問題です。自分には関係ないことと思わないで、真剣に薬物問題を考えて下さい。
　わが国における薬物乱用の現状は、検挙者数からみて、覚せい剤が約8割を占め、依然として高水準にあります。特に昨今は、青少年による大麻事犯やMDMAなどの錠剤型合成麻薬事犯の増加がみられます。青少年の薬物に対する警戒心や抵抗感の薄れ、規範意識の低下が指摘されます。また、携帯電話やパソコンの普及に伴いこれらの薬物が容易に入手できる環境が形成されています。薬物乱用のさらなる拡大、低年齢化などが憂慮される深刻な状況にあります。
　薬物乱用とは、医薬品を本来の目的（治療や検査のために使用される）から逸脱した用法や用量あるいは目的のために使用することや、医療目的にない薬物（シンナー、ト

ルエン、ガスなど）を不正に使用することです。麻薬などの薬物は、医療上きわめて重要な価値がある反面、乱用者の精神及び身体への障害をもたらすほか、入手目的の犯罪の発生など社会全体に対して危害をもたらす恐れがあります。わが国では、薬物乱用による保健衛生上の危害を防止するために、次の５つの法律を定め、不正な流通や乱用などの防止を図っています。①麻薬及び向精神薬取締法、②あへん法、③大麻取締法、④覚せい剤取締法、⑤国際的な協力の下に規制薬物に係る不正行為を助長する行為等の防止を図るための麻薬及び向精神薬取締法等の特例等に関する法律です。シンナー類は毒物及び劇物取締法で規制され、未成年者の喫煙、飲酒も法律で規制されています。

思春期は、将来の社会生活のために、社会人としての自立に備えて学ぶ時期です。この時期に薬物乱用をすると心と体に重大な障害をもたらし、社会の成員としての行動様式、規範が習得できません。自己同一性を確立して、自己実現することが不可能になります。精神的成熟ができないのです。

自由になれると思って薬物を乱用しはじめ、その結果、自由を失います。薬物の奴隷となるのです。人間らしさは創造性にあります。乱用者は薬物の入手と乱用だけに固執して、チャレンジすることができません。薬物を乱用した年齢で心の成長が停止したままになります。善意さえも失います。人に対する感謝の気持ちがなくなり、人を傷つけたり、自傷行為に走ることもあります。私たち大人は体をはって未成年者の薬物乱用防止に取り組むべきです。

WHO（世界保健機関）の疾患予防レベルを、薬物の乱用・依存に適用すると、『第一次予防』は依存性物質（乱用薬物・精神作用物質）に手を出さないための学校における薬物乱用防止教育、地域や関係機関の啓発活動が挙げられます。薬物乱用防止はこれが最も大切です。『第二次予防』は症状の複雑化・重症化を防ぐための早期発見・早期治療で医療機関が重要となります。『第三次予防』は治療後の再発予防に分けられます。

乱用される薬物には、「依存性」があり、必ず「薬物探索行動」が生じます。薬物摂取の欲求は自分の意志の力ではどうすることもできないのです。薬物に手を出さない子どもを育むためには、「薬物乱用をしない、させない、許さない」環境づくりが最適です。

本書は10代に広がる薬物、薬物乱用の害、薬物から身を守るための３章から構成されています。児童・生徒にわかりやすい文章で、イラストや写真を多く取り入れました。薬物乱用予防のための基礎・基本が網羅されています。本書が先生方、保護者の指導の下、児童・生徒の教材として広く活用されることを期待します。

薬物ってどんなもの？

病気の予防や治療などのために使われる医薬品を、「気分を変えたい」、「気持ちよくなりたい」など不正な目的で使用することや、法律で禁止されている薬物や医薬品ではない薬物を使用することを"薬物乱用"といいます。

例えば、病気ではないのにおもしろ半分で薬を飲むことや、工場などで使われているシンナーを好奇心で使用することも"薬物乱用"になります。

たった一度の使用でも"薬物乱用"になるのです。

薬の正しい使い方

薬には、薬局で購入できる一般薬と、病院を受診したときに医師が書く処方せんによって出される処方薬とがあります。どちらも正しい使い方をしなければ、効果が得られないばかりか、反対に害になることもあります。薬は、体内の目的の場所で効果が発揮できるように、1日に使う回数や時刻、1回に使う量などが決められています。薬の使用中は体の変化に十分注意し、発疹や発熱などの症状が現れた場合は、薬の使用を中止して病院へ行きましょう。

薬は決められた時刻に飲む

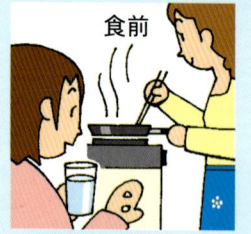

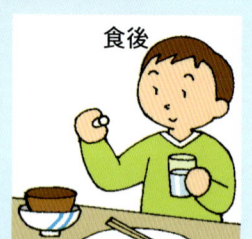

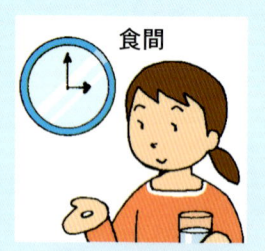

食前	食後	食間	寝る前
食事の30分前	食事の30分後	食事の2〜3時間後	寝る30分〜1時間前

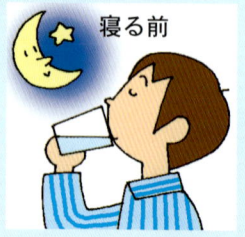

薬の用法・用量を守る

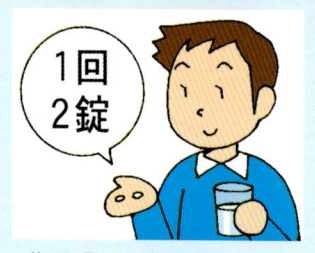

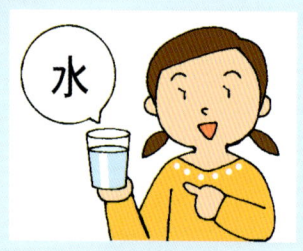

指示通りの量を飲みます。　　コップ1杯の水かぬるま湯で飲みます。　　指示された期間飲み続けます。

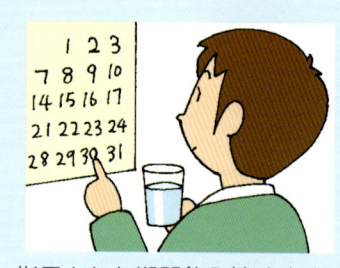

第1章
10代に広がる薬物

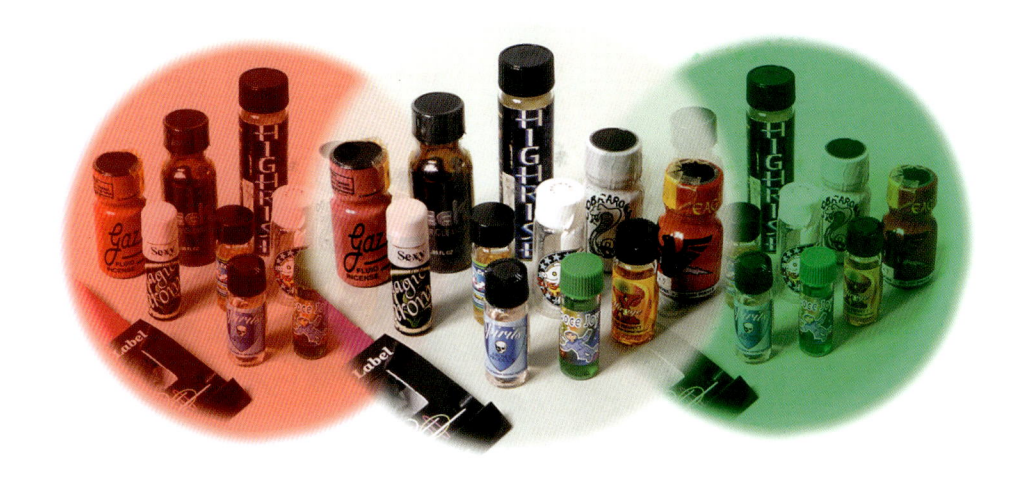

本書で掲載しました写真は、研究のために特別に許可を得て栽培されている麻薬原料植物や、研究用に所持が許可されている薬物のほか、東京税関などで押収された薬物です。

10代に広がる薬物

10代の薬物事情

未成年者の覚せい剤・シンナー乱用による検挙人員は減少傾向にありますが、大麻や麻薬は増加していることがわかります。特に麻薬では、女子の検挙人員が男子に近づいているのが特徴です。

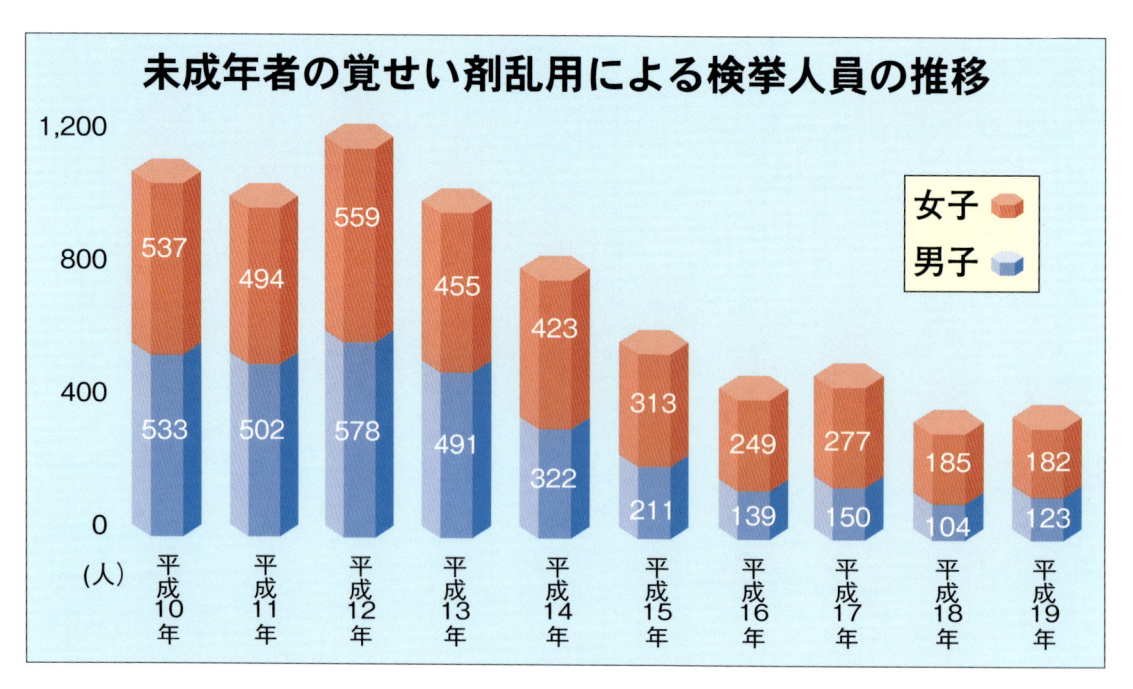

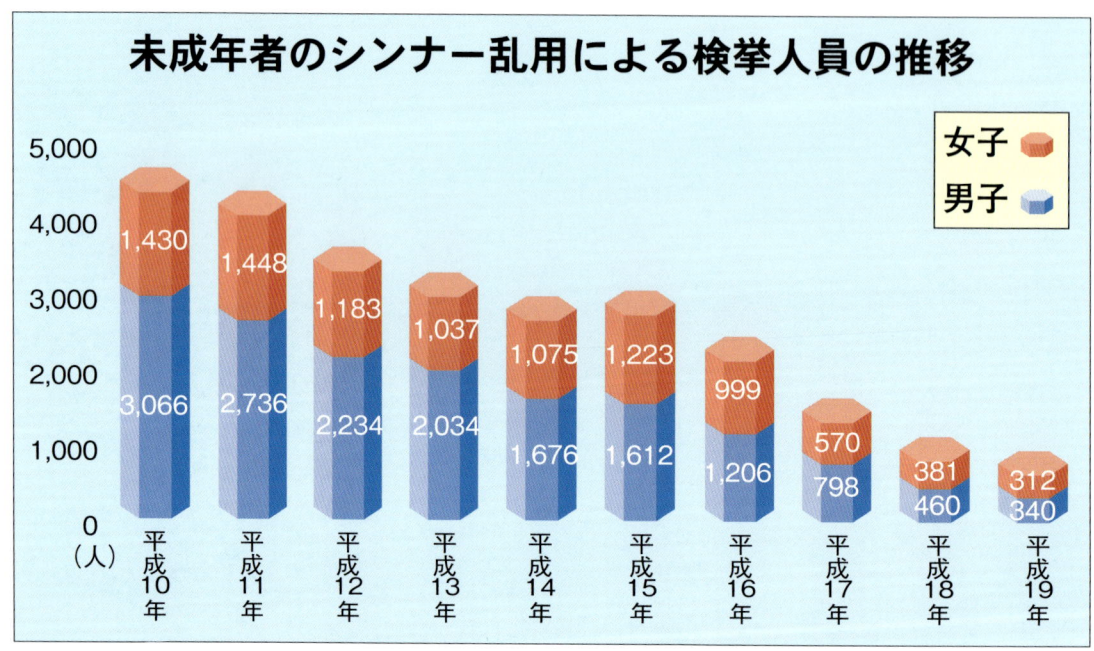

未成年者の覚せい剤乱用による検挙人員の推移

凡例：女子／男子

年	男子	女子
平成10年	533	537
平成11年	502	494
平成12年	578	559
平成13年	491	455
平成14年	322	423
平成15年	211	313
平成16年	139	249
平成17年	150	277
平成18年	104	185
平成19年	123	182

(人)

未成年者のシンナー乱用による検挙人員の推移

凡例：女子／男子

年	男子	女子
平成10年	3,066	1,430
平成11年	2,736	1,448
平成12年	2,234	1,183
平成13年	2,034	1,037
平成14年	1,676	1,075
平成15年	1,612	1,223
平成16年	1,206	999
平成17年	798	570
平成18年	460	381
平成19年	340	312

(人)

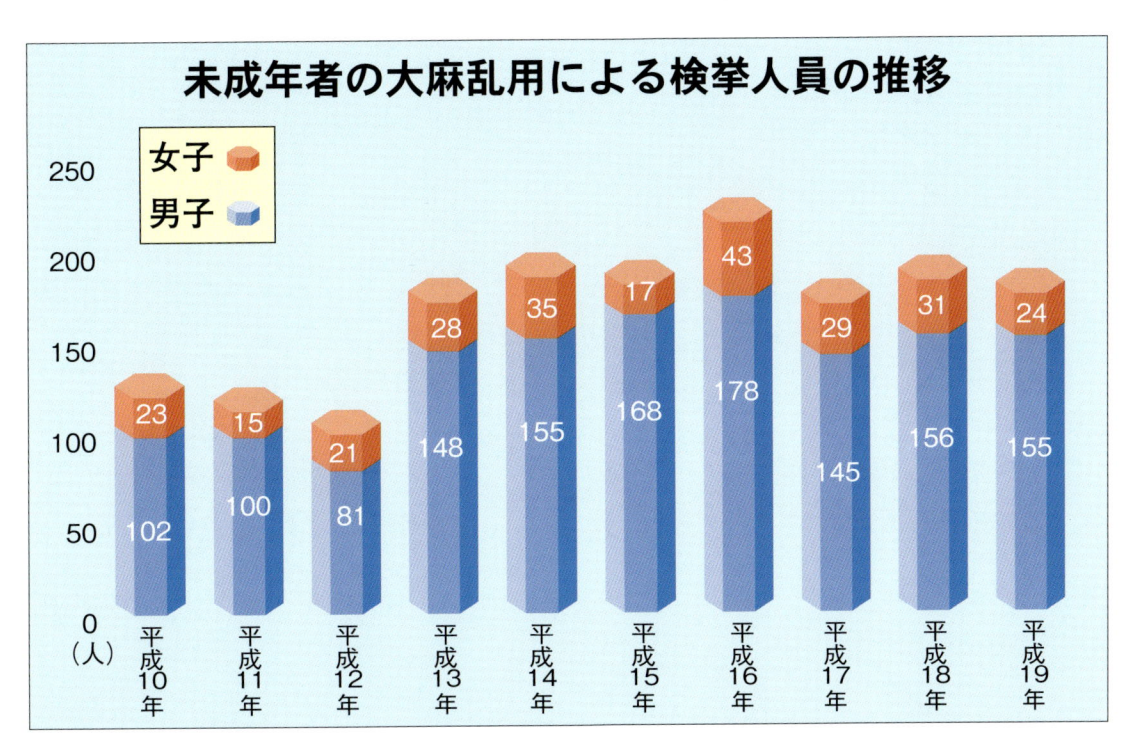

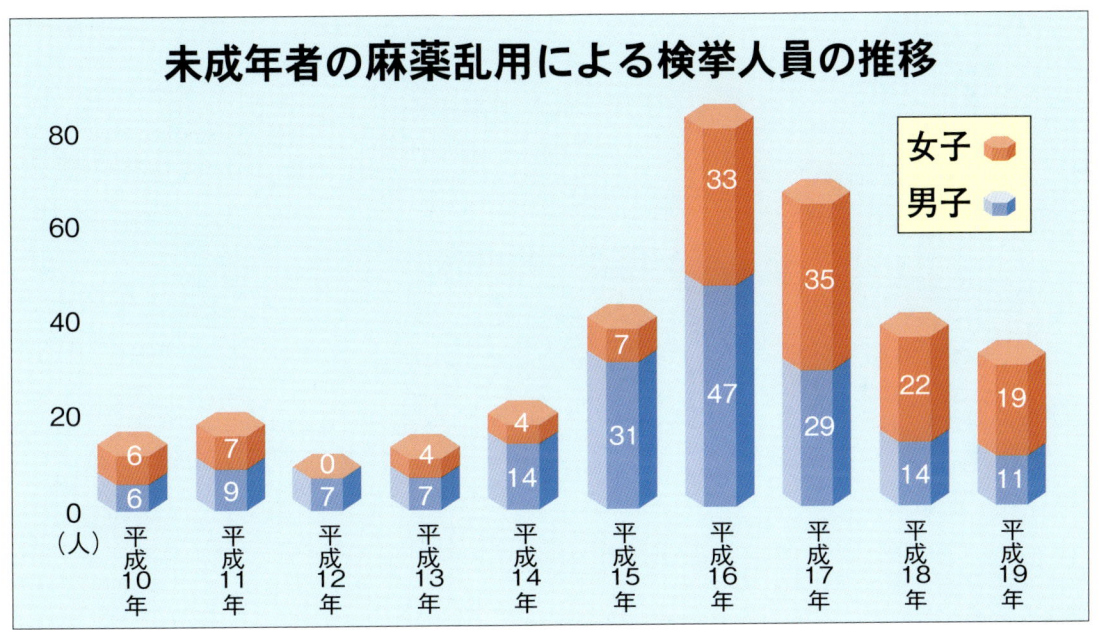

10代に広がる薬物

未成年者の大麻乱用による検挙人員の推移

年	男子	女子
平成10年	102	23
平成11年	100	15
平成12年	81	21
平成13年	148	28
平成14年	155	35
平成15年	168	17
平成16年	178	43
平成17年	145	29
平成18年	156	31
平成19年	155	24

未成年者の麻薬乱用による検挙人員の推移

年	男子	女子
平成10年	6	6
平成11年	9	7
平成12年	7	0
平成13年	7	4
平成14年	14	4
平成15年	31	7
平成16年	47	33
平成17年	29	35
平成18年	14	22
平成19年	11	19

出典　警察庁　平成19年中における少年の補導及び保護の概況

　麻薬での検挙人員のうち80％以上がMDMAなどの錠剤型合成麻薬で占められています。大麻、麻薬の検挙人員が増加している理由として、注射器を使わないので抵抗感がないことや、危険性について正しく理解していないことなどが挙げられます。

10代に広がる薬物

10代に増えている？

薬物乱用は、暴力団など特別な悪い人たちのことで、自分には関係ないことだと思っていませんか？ ここ数年薬物乱用の低年齢化が進んでいます。中には小学生で覚せい剤を乱用していた人もいました。薬物乱用は私たちのすぐ近くに迫っています。

なぜ危険な薬物がこんなにも身近になったのでしょうか？

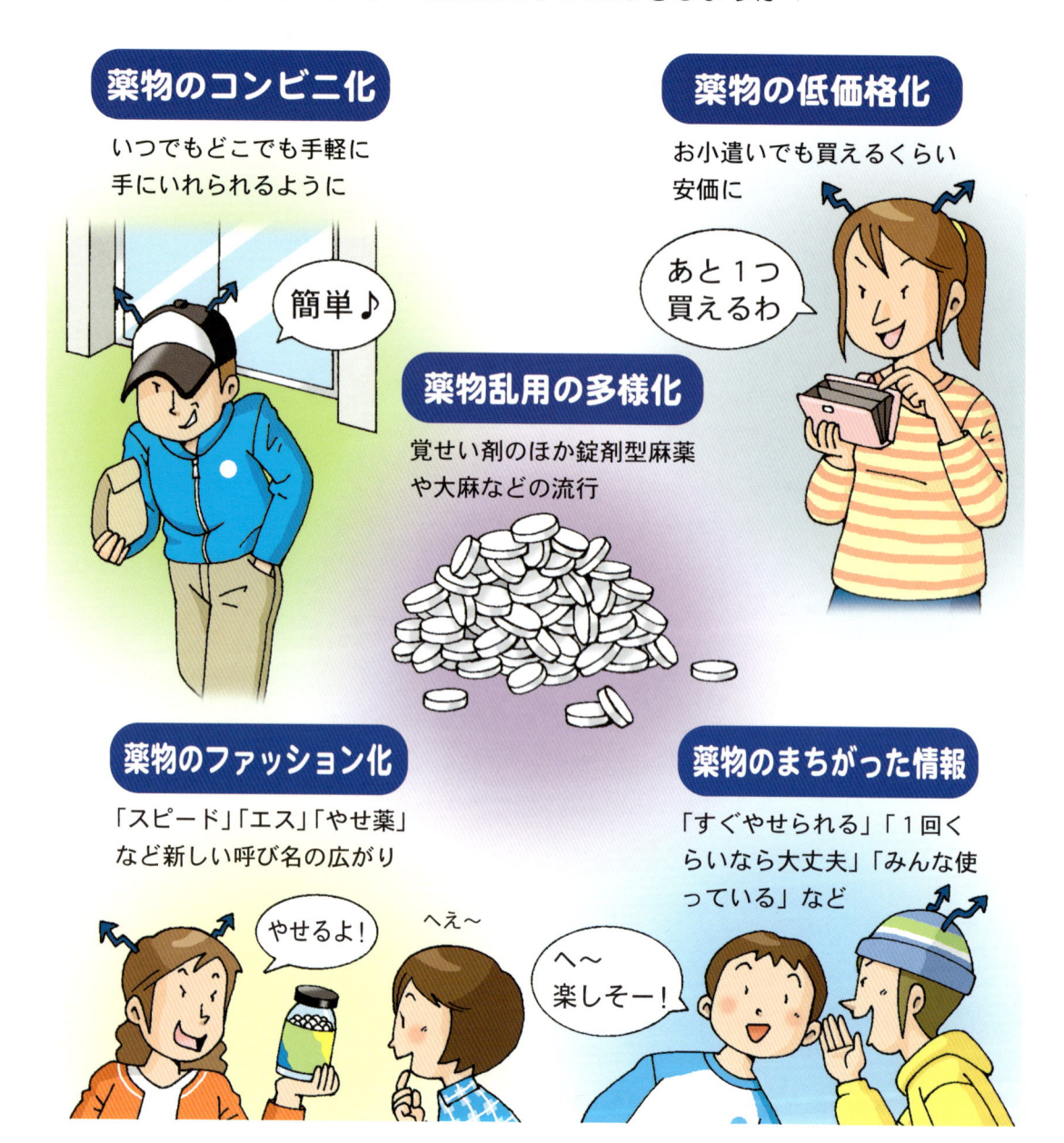

薬物のコンビニ化
いつでもどこでも手軽に手にいれられるように

簡単♪

薬物の低価格化
お小遣いでも買えるくらい安価に

あと1つ買えるわ

薬物乱用の多様化
覚せい剤のほか錠剤型麻薬や大麻などの流行

薬物のファッション化
「スピード」「エス」「やせ薬」など新しい呼び名の広がり

やせるよ！　へえ〜

薬物のまちがった情報
「すぐやせられる」「1回くらいなら大丈夫」「みんな使っている」など

へ〜楽しそー！

10代に広がる薬物

脱法ドラッグ　法律の規制をすり抜けた薬物

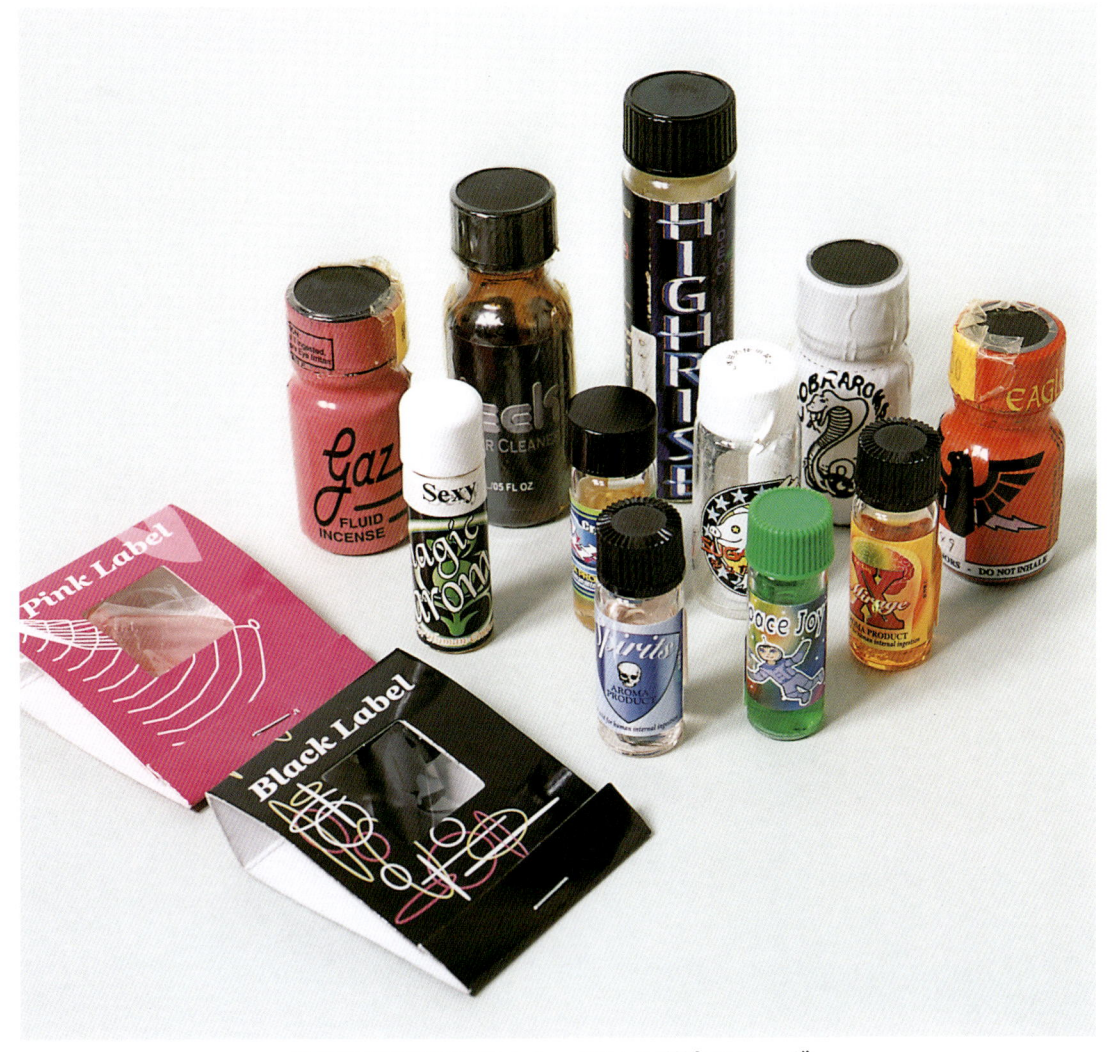

実際に繁華街に出まわっていた脱法ドラッグ。

　脱法ドラッグには、法律的な定義はありませんが、快感などを高めるとして販売されている製品の総称です。これらは、麻薬や覚せい剤などとは異なり、問題を指摘されながらも法規制が追いつかないことから「合法ドラッグ」とも呼ばれ、若者を中心に乱用が広がっています。脱法ドラッグは、幻覚作用など心身に有害な作用を起こす成分が含まれていて薬事法に抵触していることもあり、決して合法ではありません。

10代に広がる薬物

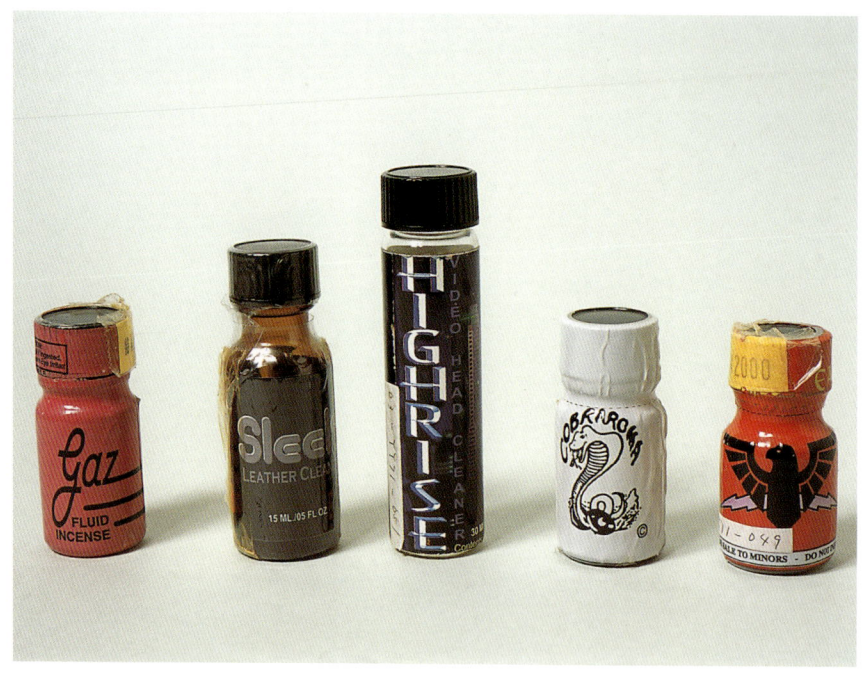

液体の脱法ドラッグ。

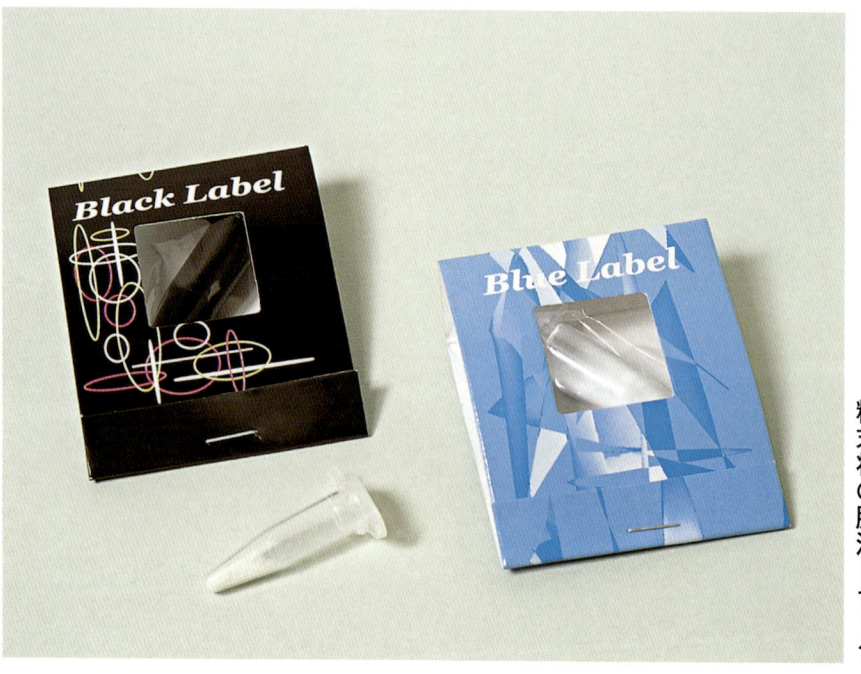

粉末状の脱法ドラッグ。

「合法ドラッグ」などという呼び名から安全だと誤解して、安易に乱用するケースも見られますが、脱法ドラッグに含まれている成分は不明なものが多く、どのような害があるかわからないものがほとんどです。中には覚せい剤などに類似した成分が含まれているものもあり、とても危険なものです。

10代に広がる薬物

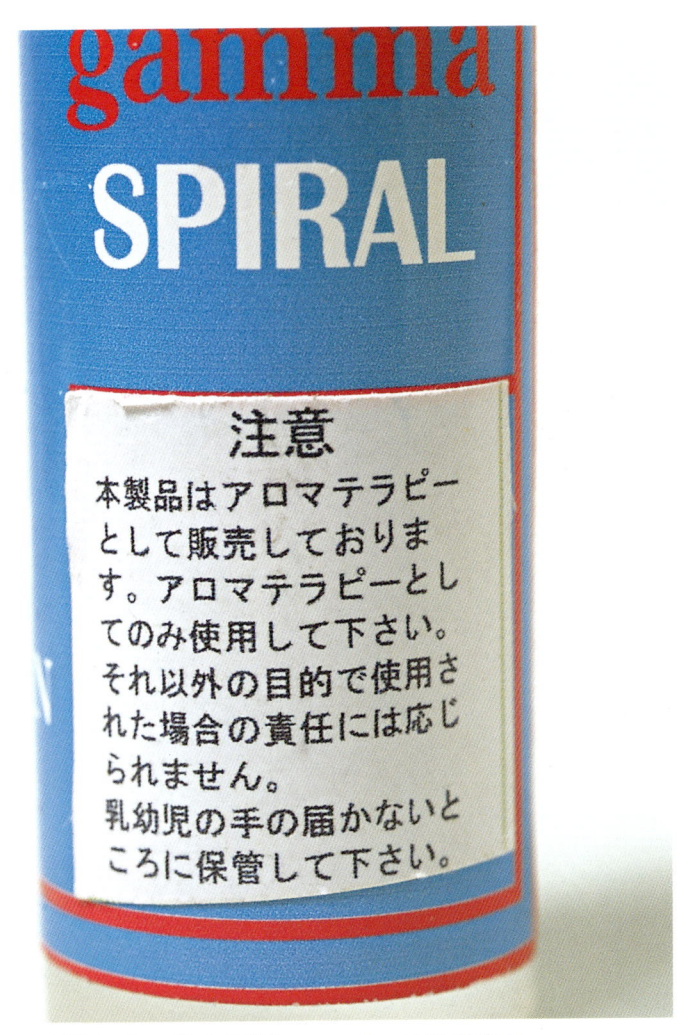

脱法ドラッグの容器についている注意書き。

脱法ドラッグの特徴

★ 化学物質や植物などから製造され、液体、粉末、錠剤などさまざまな種類があり、数千円程度で売買されています。

★ 快感を得るなどの目的を隠し、「芳香剤」「ビデオクリーナー」「実験用化学試薬」などと表示されています。

★ 法律の規制から逃れるために、規制薬物の化学構造を一部だけ変えたもの（作用はほとんど変わらない）があり、デザイナードラッグと呼ばれることもあります。

★ 脱法ドラッグは、覚せい剤などほかの薬物のゲートウェイドラッグ（入門薬）といわれています。

脱法ドラッグ対策

　GHBやマジックマッシュルームと呼ばれていた脱法ドラッグの乱用による事件や事故が多発し、社会問題となりました。それらの有害性を考えた上でGHBは麻薬に、マジックマッシュルームは麻薬原料植物に指定され、規制されるようになりました。脱法ドラッグに医薬品成分が含まれている場合は規制の対象となりますが、医薬品成分の化学構造の一部を変えたものは対象にならないため、法律の規制をすり抜けて販売されているのが現状です。
　今後は、危険性が確認できた成分などを規制し、類似する成分も規制することが検討されています。東京都では、脱法ドラッグの危険性が確認できたものから使用や販売などを禁止する条例が2005年4月に施行されました。

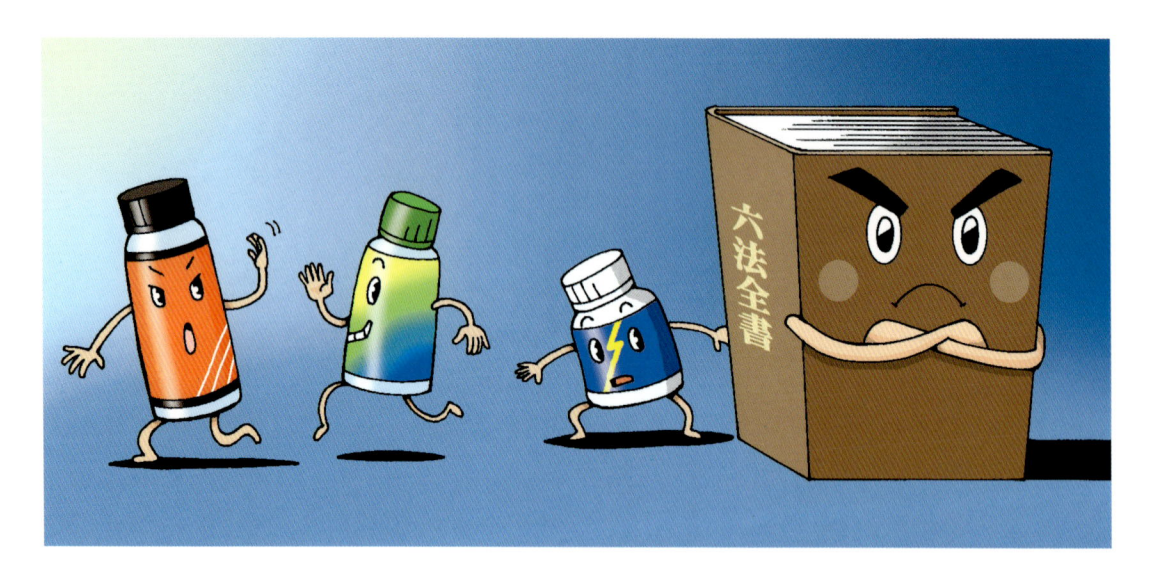

Q 脱法ドラッグはどんなところで出まわっているの？

　A 脱法ドラッグは、東京などの大都市だけで氾濫しているのではありません。インターネットや携帯電話の普及で日本全国に広がっています。主に、繁華街の露店や輸入雑貨店、アダルトショップなどでの販売が確認されているほか、インターネットの通信販売にも数多く出まわっています。また、知らない人に無料で渡され、その後ほかの薬物を売りつけられるという手口も広がっています。このような危険を避けるためには、不用意に裏通りなどに立ち入らないことです。

10代に広がる薬物

大麻 特に20代を中心に乱用されている薬物

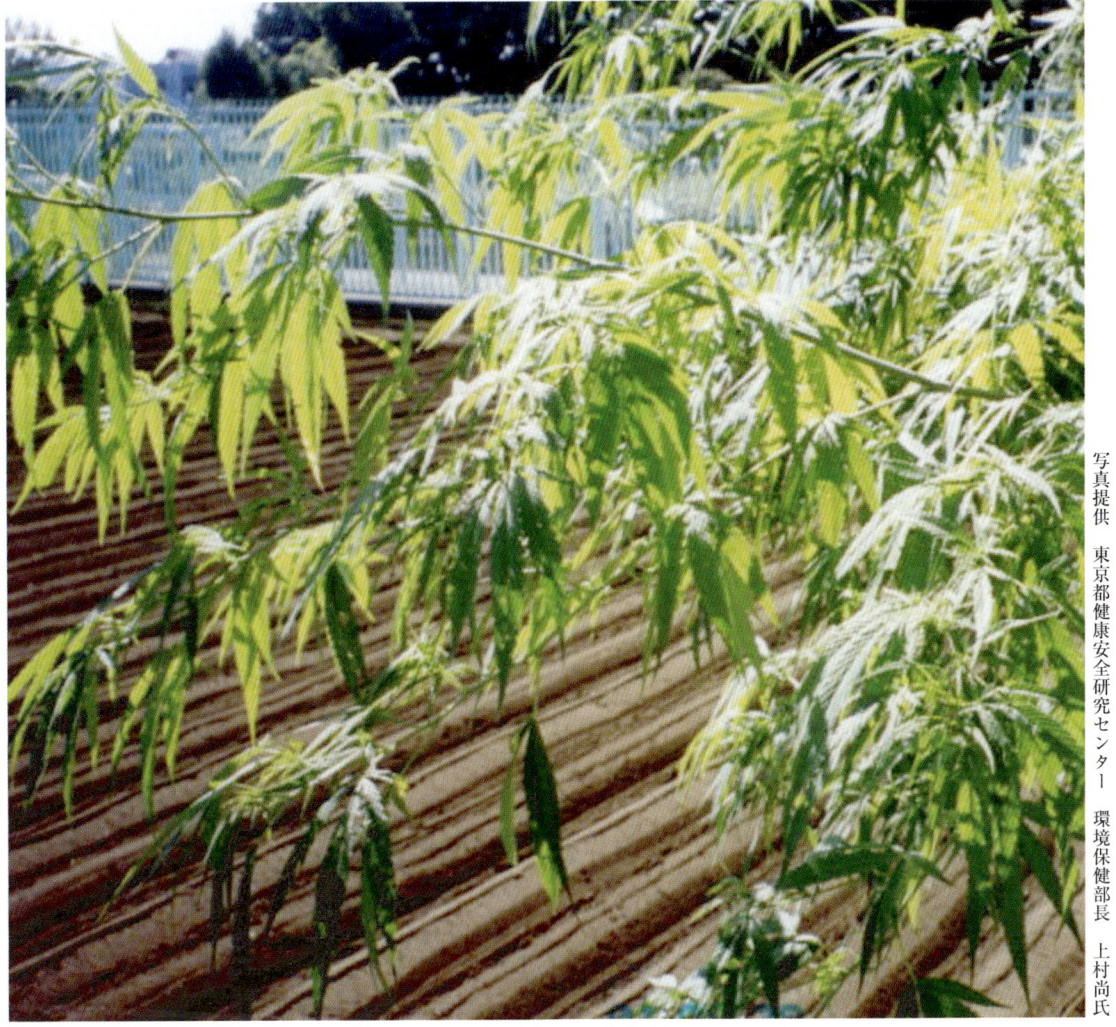

写真提供 東京都健康安全研究センター 環境保健部長 上村尚氏

クワ科の植物、大麻草。

　大麻とは、大麻草を加工したもので、乾燥大麻（マリファナ）、大麻樹脂（ハシシュ）、液体大麻（ハシシュオイル）などがつくられ、世界で最も多く乱用されている薬物です。主成分はテトラハイドロカンナビノール（THC）といい、幻覚作用をもっています。

主な隠語 ハッパ、グラス、チョコ、ジョイント、ガンジャ、ポット

10代に広がる薬物

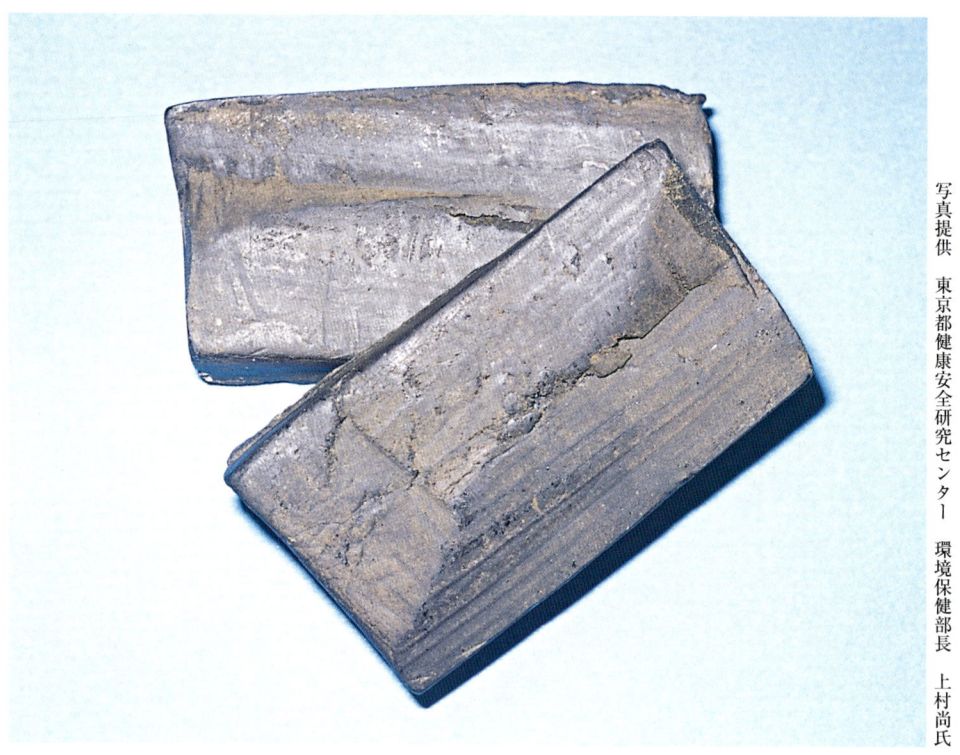

若芽などをすりつぶして固めた大麻樹脂。

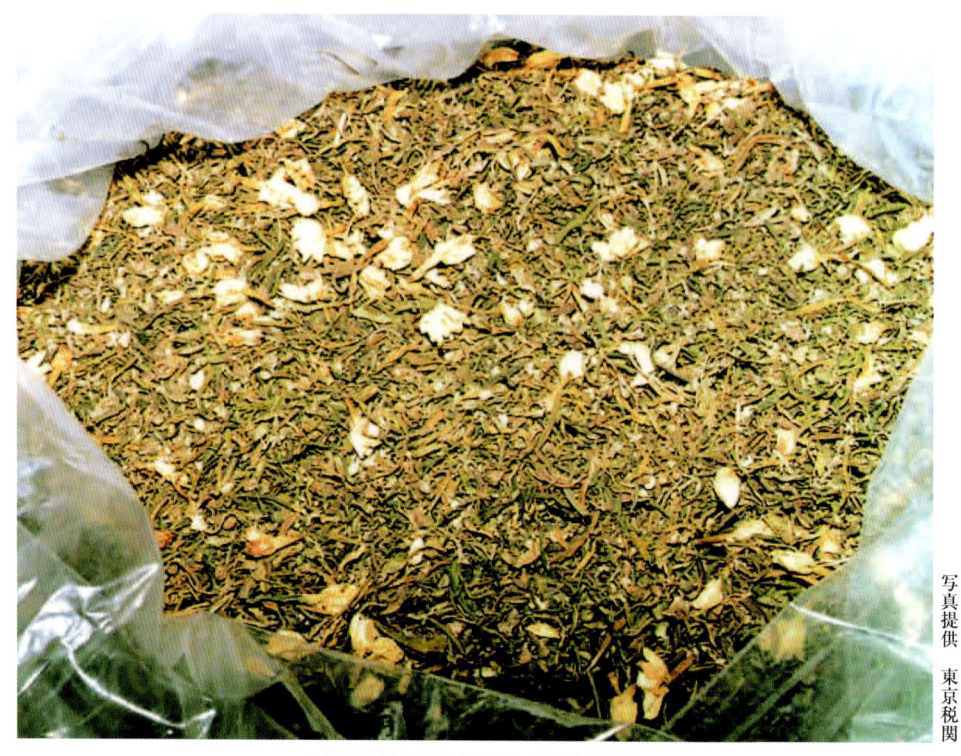

写真提供　東京都健康安全研究センター　環境保健部長　上村尚氏

大麻草を乾燥させた乾燥大麻。

写真提供　東京税関

10代に広がる薬物

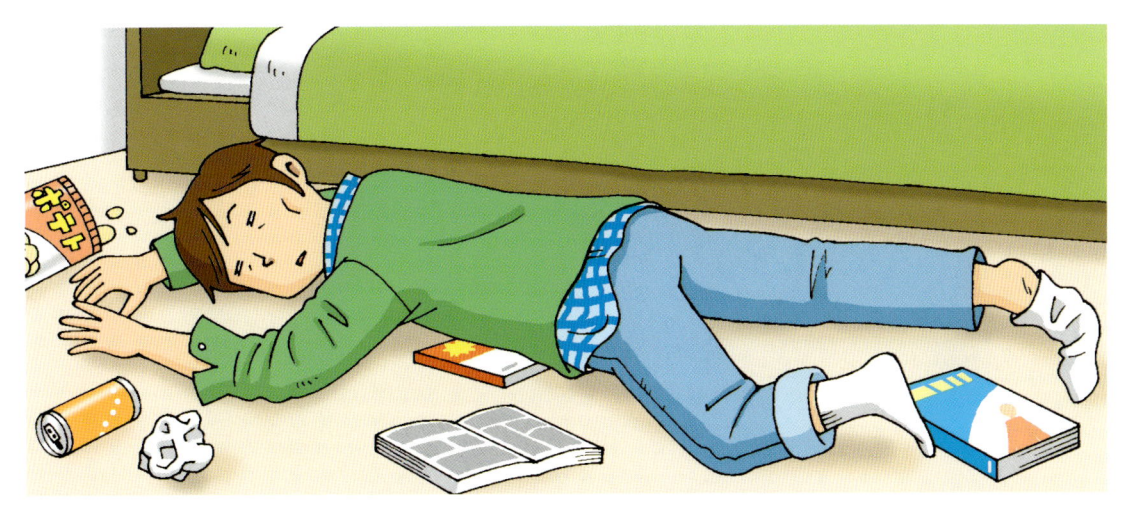

大麻を乱用すると、記憶障害や幻覚、妄想などが現れます。身体的には、生殖機能の低下、免疫機能の低下などが起こります。また、長期乱用では、何もやる気が起こらなくなる『無動機症候群』を起こすこともあります。

乱用の現状

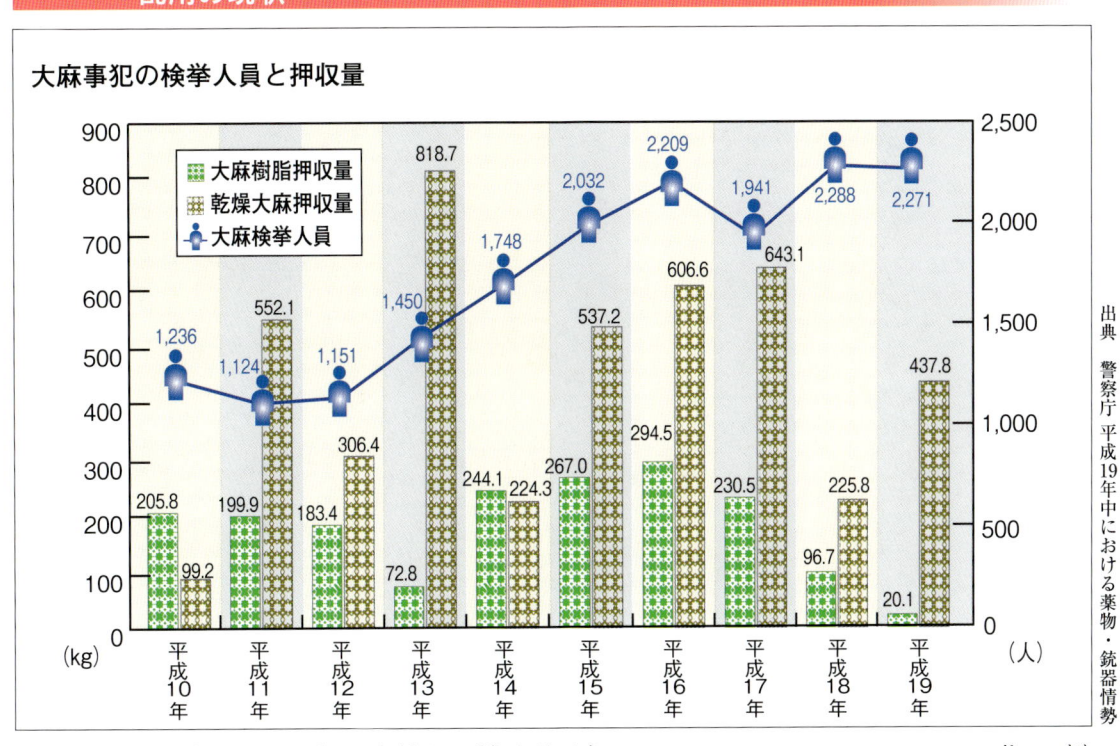

大麻事犯の検挙人員と押収量

年	大麻樹脂押収量 (kg)	乾燥大麻押収量 (kg)	大麻検挙人員 (人)
平成10年	205.8	99.2	1,236
平成11年	199.9	552.1	1,124
平成12年	183.4	306.4	1,151
平成13年	72.8	818.7	1,450
平成14年	244.1	224.3	1,748
平成15年	267.0	537.2	2,032
平成16年	294.5	606.6	2,209
平成17年	230.5	643.1	1,941
平成18年	96.7	225.8	2,288
平成19年	20.1	437.8	2,271

出典 警察庁 平成19年中における薬物・銃器情勢

大麻の乱用は、20代を中心に増加傾向にあります。「タバコよりも害が少ない」などというまちがった情報がたくさん流されています。大麻の乱用者が増加すると、ほかの薬物の乱用者も増加するといわれています。

10代に広がる薬物

MDMA 若者に急激に広がる新しい錠剤型麻薬

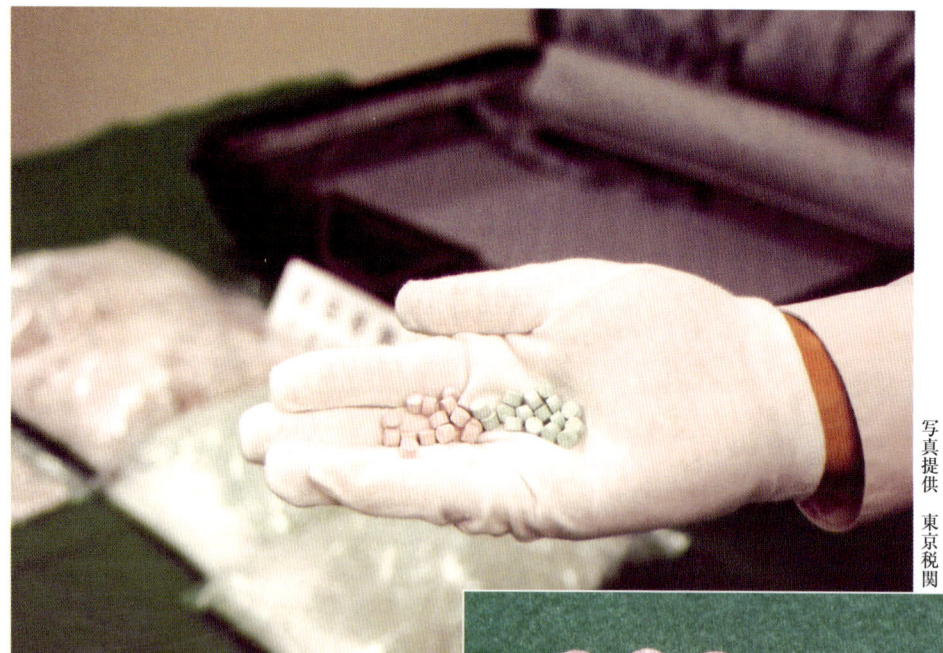

写真提供　東京税関

急激に乱用が広がっている錠剤型合成麻薬MDMA。錠剤のほかにカプセル型や粉末もあります。

写真提供　東京税関

　合成麻薬の一種で覚せい剤と似た化学構造をもつMDMAは、興奮作用と幻覚作用があります。人気ブランドのロゴやマークが入っているカラフルな錠剤などがあり、ファッション感覚での乱用が目立っています。また一部ではやせ薬とも呼ばれています。

主な隠語　エクスタシー、エックス、アダム、イブ、クラリティ

10代に広がる薬物

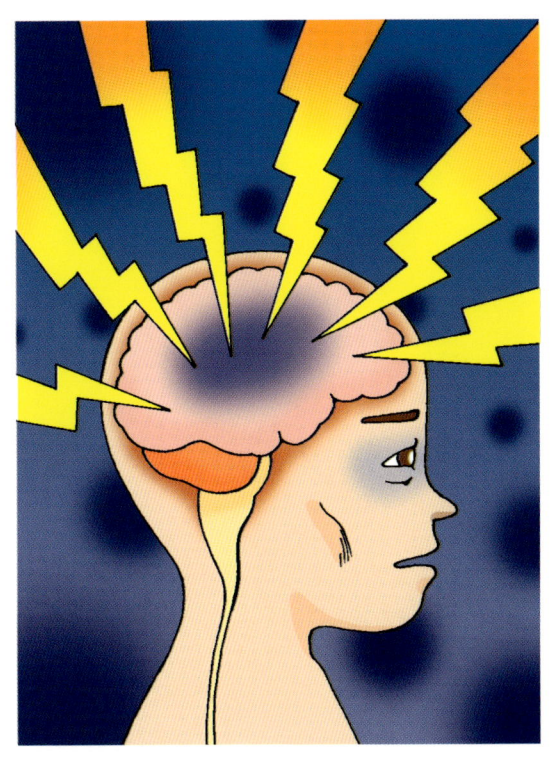

MDMAは錠剤型のため害が少ないと誤解されることがありますが、乱用すると、幻覚や妄想におそわれたり、心臓や腎臓の機能障害や、精神錯乱状態を引き起こすなど心身に大きな害を及ぼします。また、心臓発作や脳卒中などを起こすこともあり、死亡例も報告されています。

乱用が長期にわたると、脳への障害も大きくなり、依存性があるため、やめたくてもやめられない状態になるといわれています。

乱用の現状

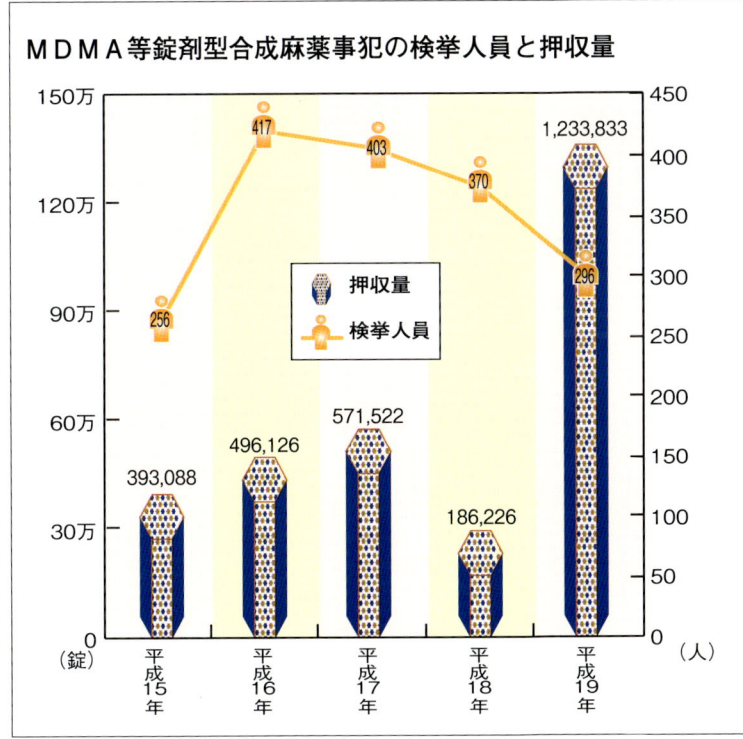

MDMA等錠剤型合成麻薬事犯の検挙人員と押収量

年	押収量（錠）	検挙人員（人）
平成15年	393,088	256
平成16年	496,126	417
平成17年	571,522	403
平成18年	186,226	370
平成19年	1,233,833	296

出典　警察庁 平成19年中における薬物・銃器情勢

若者が集まって音楽やダンスなどを楽しむクラブなどでの乱用が急激に広がっています。検挙人員の8割は20代が占めていますので、10代にも広がるおそれがあります。

19

10代に広がる薬物

覚せい剤 さまざまな乱用方法で広がる薬物

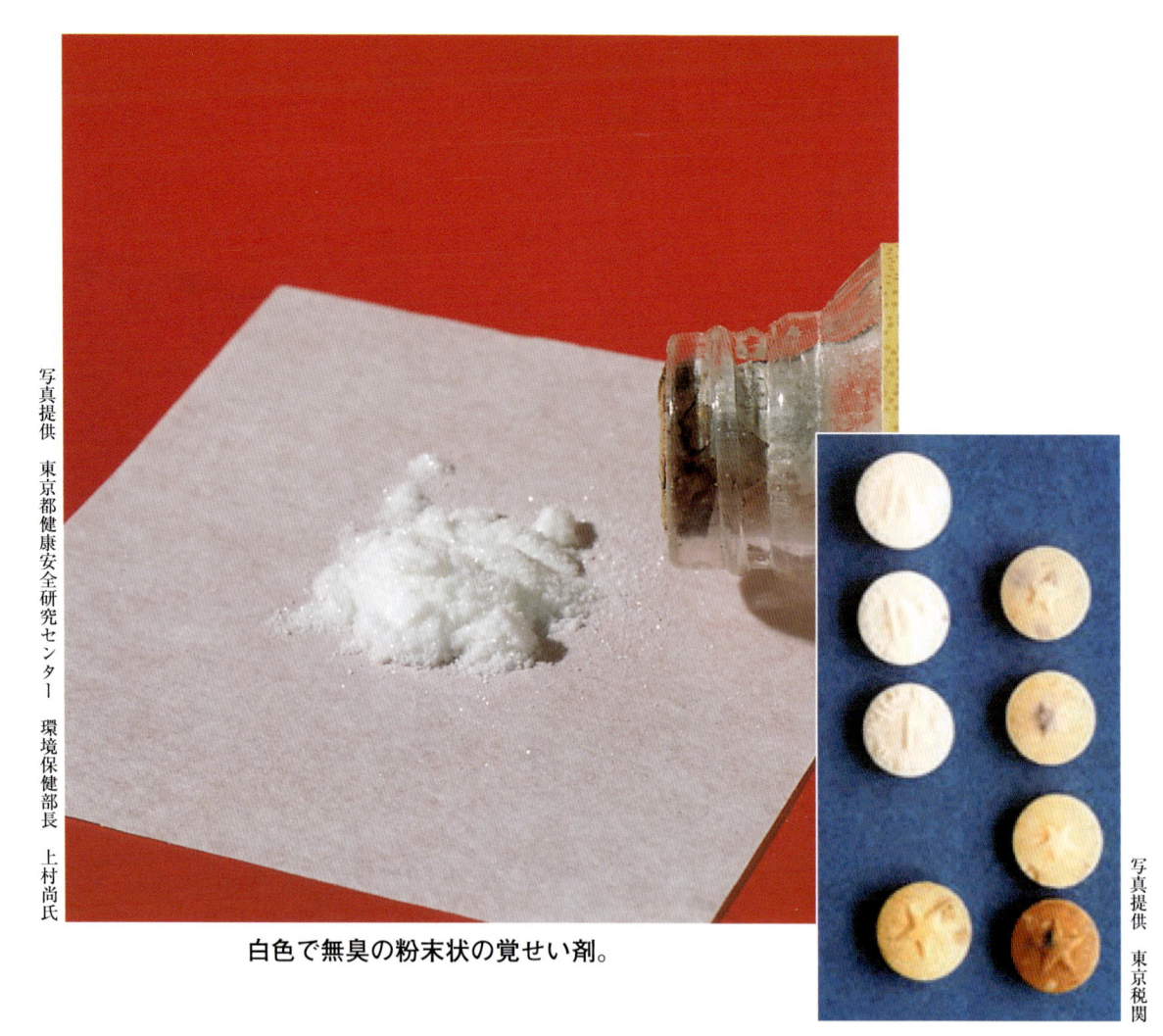

写真提供　東京都健康安全研究センター　環境保健部長　上村尚氏

白色で無臭の粉末状の覚せい剤。

写真提供　東京税関

錠剤型覚せい剤ヤーバー。

　日本で最も多く乱用されている薬物、覚せい剤は、注射によって乱用するのが一般的ですが、覚せい剤の成分を気化させて吸い込む"あぶり"と呼ばれる乱用法も広がっています。乱用方法がちがっても、危険性や有害性には変わりありません。

主な隠語　アイス、スピード、エス、クリスタル、ヤーバー、ホワイト

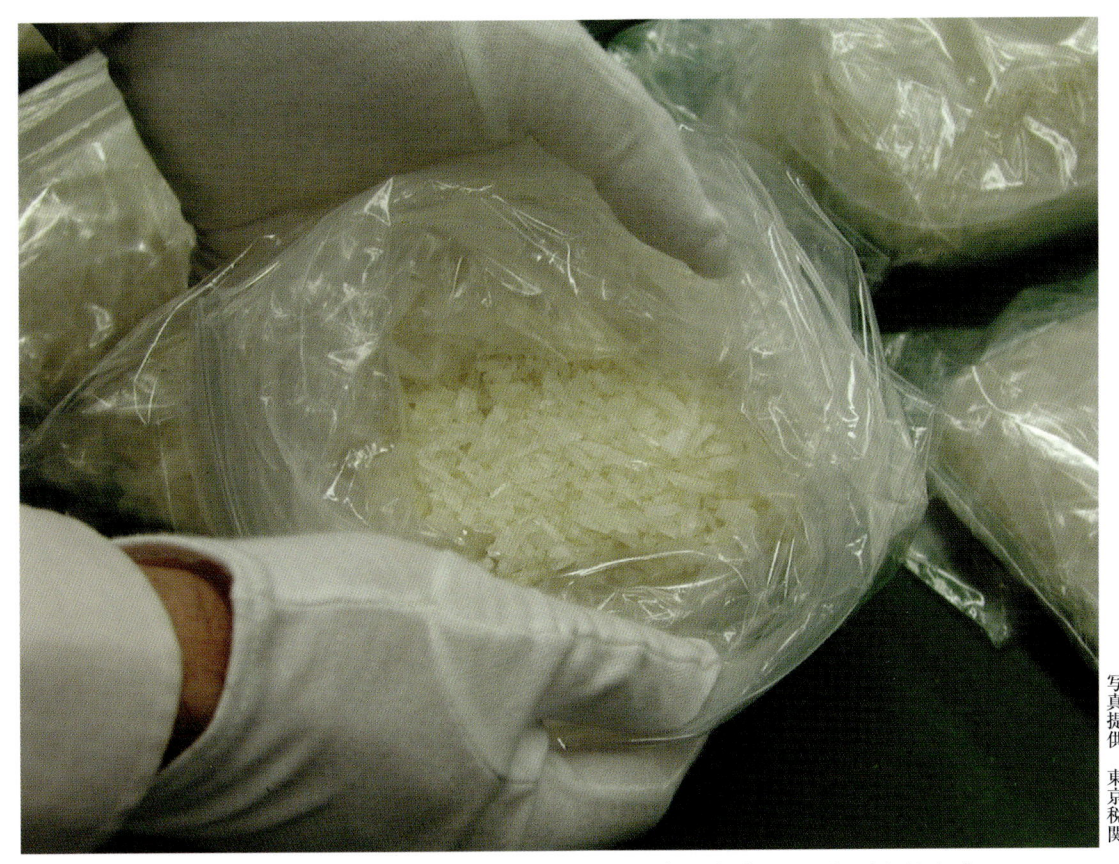

10代に広がる薬物

結晶状の覚せい剤は無色透明でクリスタルなどと呼ばれることがあります。

写真提供　東京税関

覚せい剤の注射あと

覚せい剤の注射をくり返し、あとが残っている腕。不衛生な注射器の使用などで、皮膚が化膿するほか、感染症にかかることもあります。

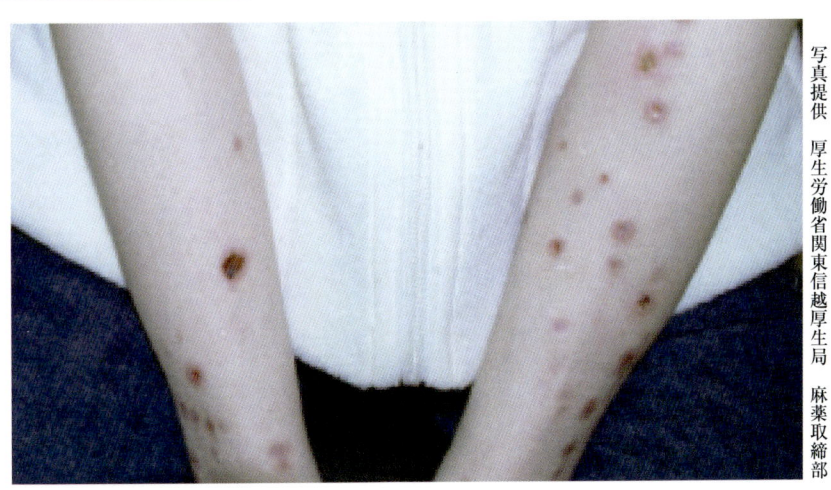

写真提供　厚生労働省関東信越厚生局　麻薬取締部

10代に広がる薬物

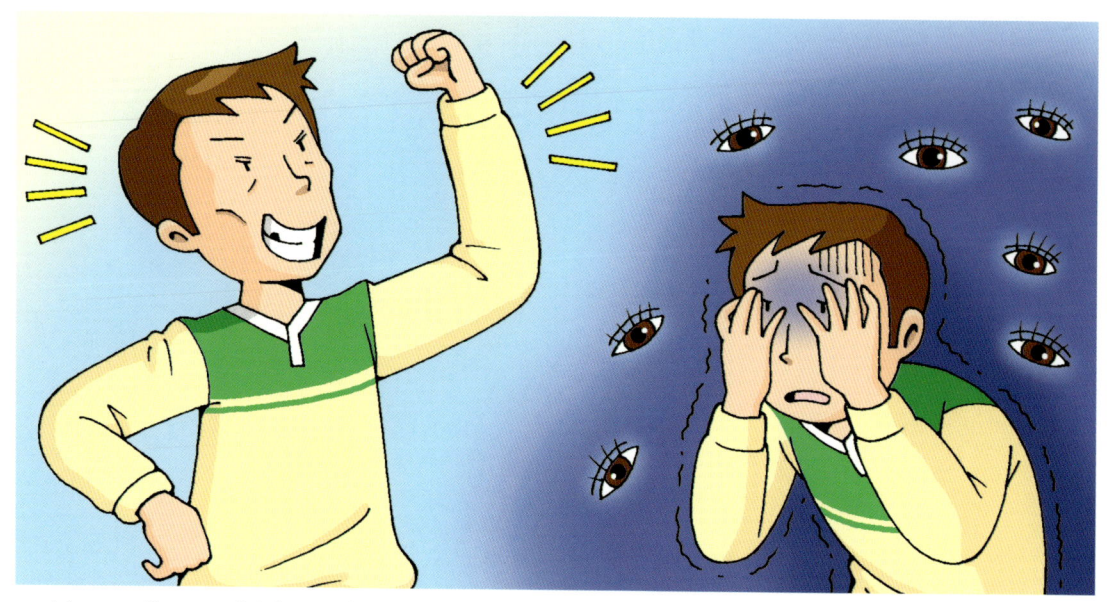

　覚せい剤には神経を興奮させる作用があり、乱用すると一時的に疲れが取れたような錯覚を感じます。しかしその作用が切れると、激しい疲労感や脱力感におそわれます。強い依存性があり、くり返し乱用していると、幻覚や妄想が現れます。

乱用の現状

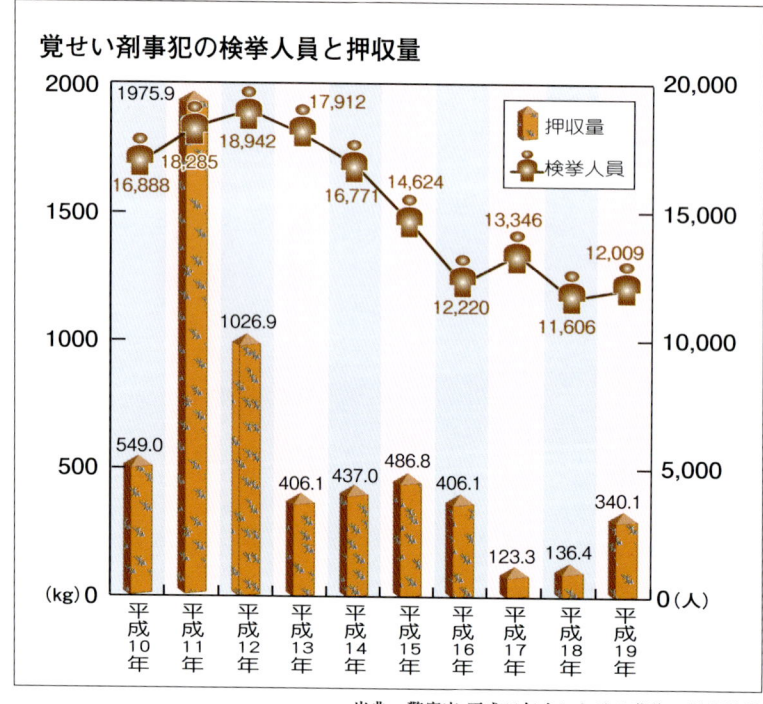

覚せい剤事犯の検挙人員と押収量

年	押収量(kg)	検挙人員(人)
平成10年	549.0	16,888
平成11年	1975.9	18,285
平成12年	1026.9	18,942
平成13年	406.1	17,912
平成14年	437.0	16,771
平成15年	486.8	14,624
平成16年	406.1	12,220
平成17年	123.3	13,346
平成18年	136.4	11,606
平成19年	340.1	12,009

出典　警察庁 平成19年中における薬物・銃器情勢

　薬物乱用全体の80％を占める覚せい剤検挙人員は、減少傾向にあります。特に20代を中心とした若年層で、乱用する薬物が覚せい剤以外のものに移行していると考えられています。

10代に広がる薬物

シンナー 未成年者の検挙人員が一番多い薬物

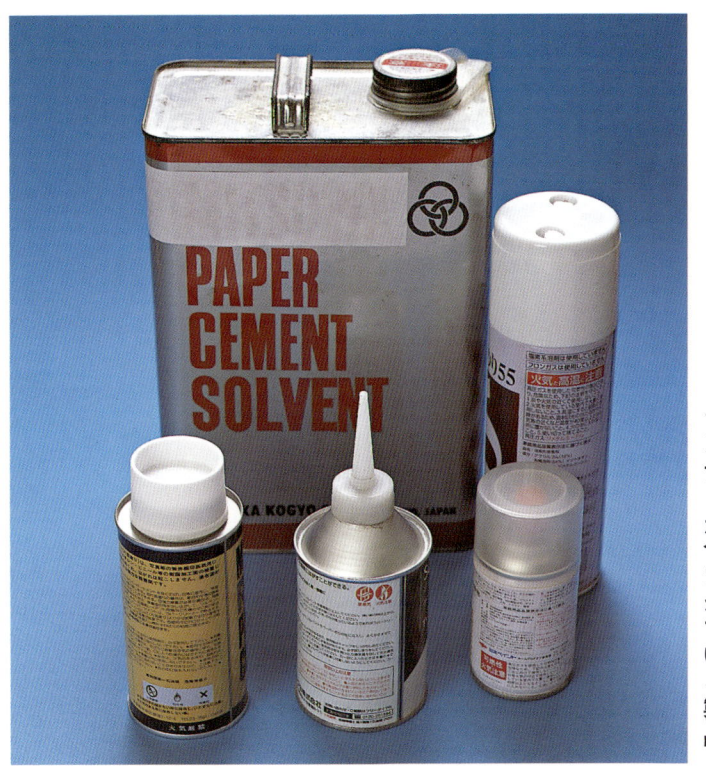

シンナーが含まれている製品。

シンナーなどの有機溶剤は、揮発性があり、油脂を溶かす性質をもっていて、塗料薄め剤、接着剤や各種スプレー剤など、日常生活や工業などで広く使われています。10代を中心に乱用されている薬物です。

主な隠語 アンパン、純トロ、ニギリ

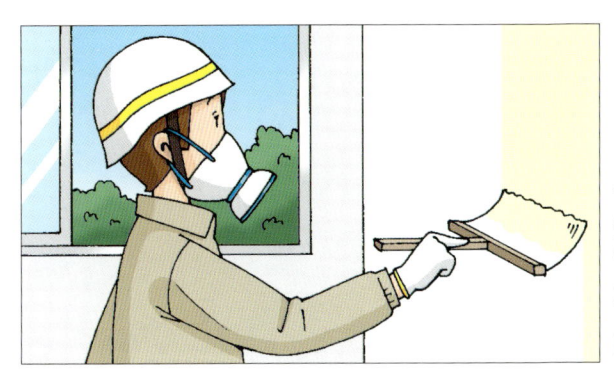

シンナーは私たちの生活に欠かせないものです。シンナーを扱う職業の人は、健康を守るために特殊なマスクを使うなど、シンナーを吸わないように工夫しています。

23

10代に広がる薬物

シンナー乱用で萎縮した脳

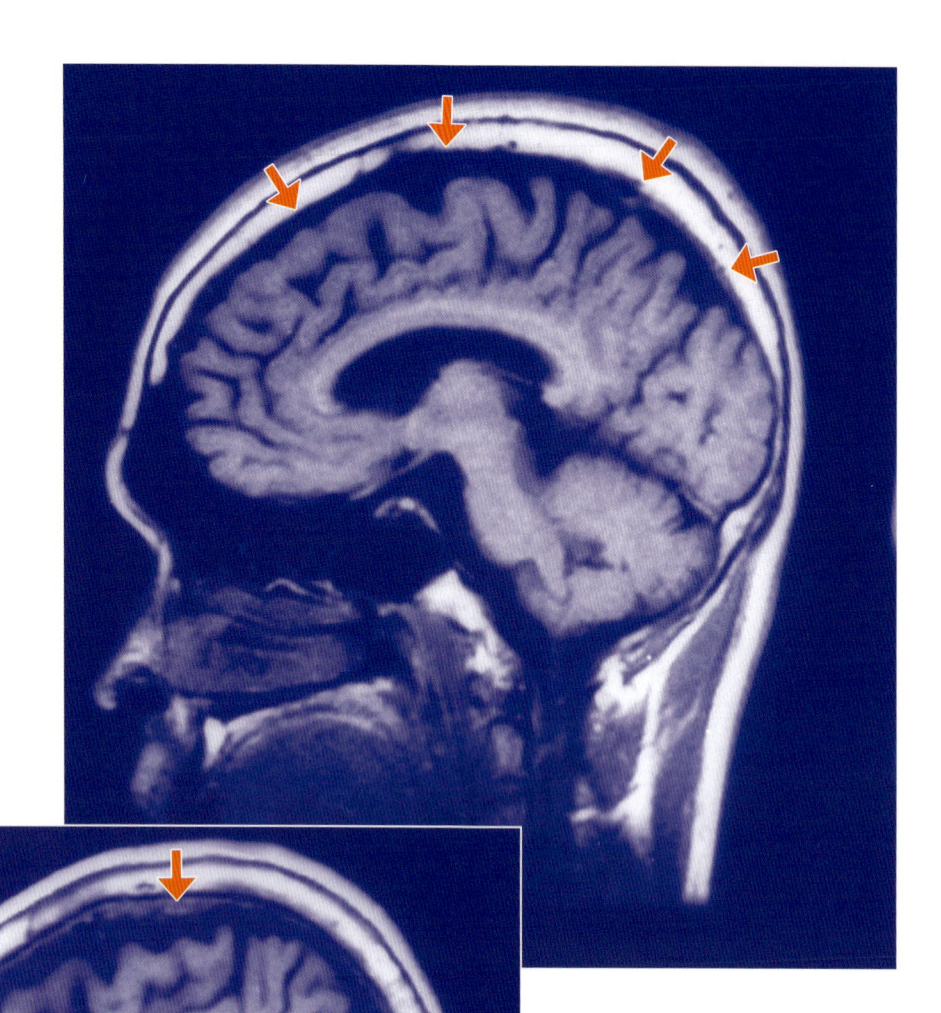

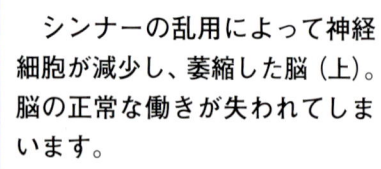

　シンナーの乱用によって神経細胞が減少し、萎縮した脳（上）。脳の正常な働きが失われてしまいます。

　さらに乱用を続け、萎縮が進んだ脳（下）。減少した脳細胞は二度と元にはもどりません。

　シンナー乱用を続けると、大脳も小脳も萎縮し、機能が失われます。大脳の機能が障害されると知能が低下します。小脳の機能が低下すると、手が思うように使えなくなったり、起立や歩行が障害されたり、うまく言葉を話すことができなくなります。

10代に広がる薬物

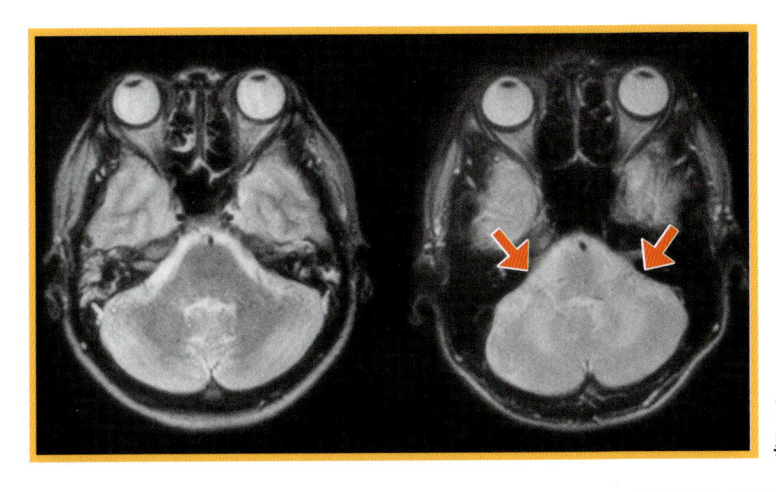

上から見た健康な脳（左）とシンナー乱用で脳そのものに異常が現れた脳（右）。

シンナー乱用で全身に現れる障害

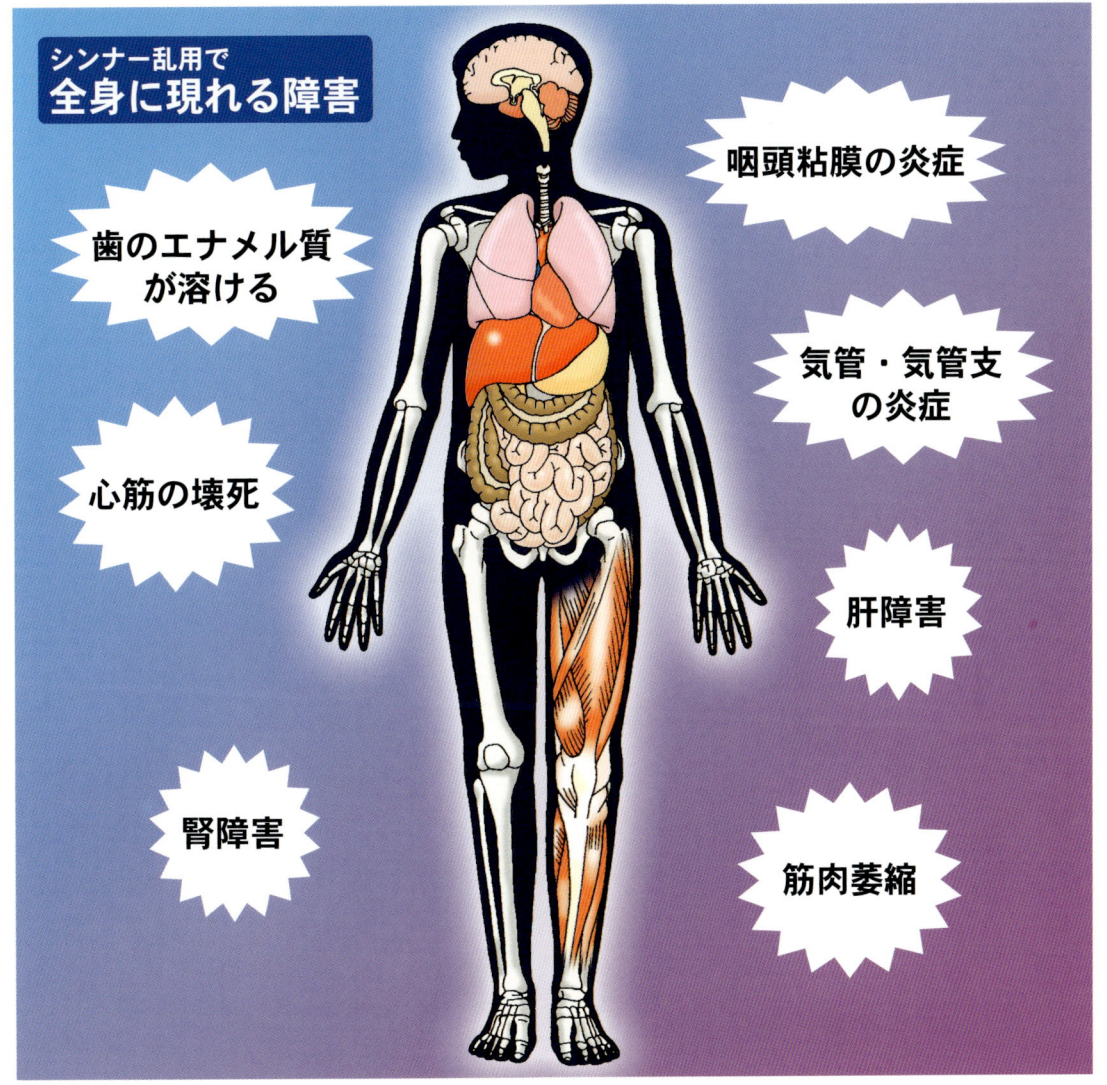

- 咽頭粘膜の炎症
- 歯のエナメル質が溶ける
- 気管・気管支の炎症
- 心筋の壊死
- 肝障害
- 腎障害
- 筋肉萎縮

写真出典：Aiba I, Indo T, Ichihara G, Takeuchi Y Change in magnetic resonance imaging and clinical signs in a case of chronic toluene intoxication by sniffing Journal of Occupational Health 1996;38:13-19 一部改変

10代に広がる薬物

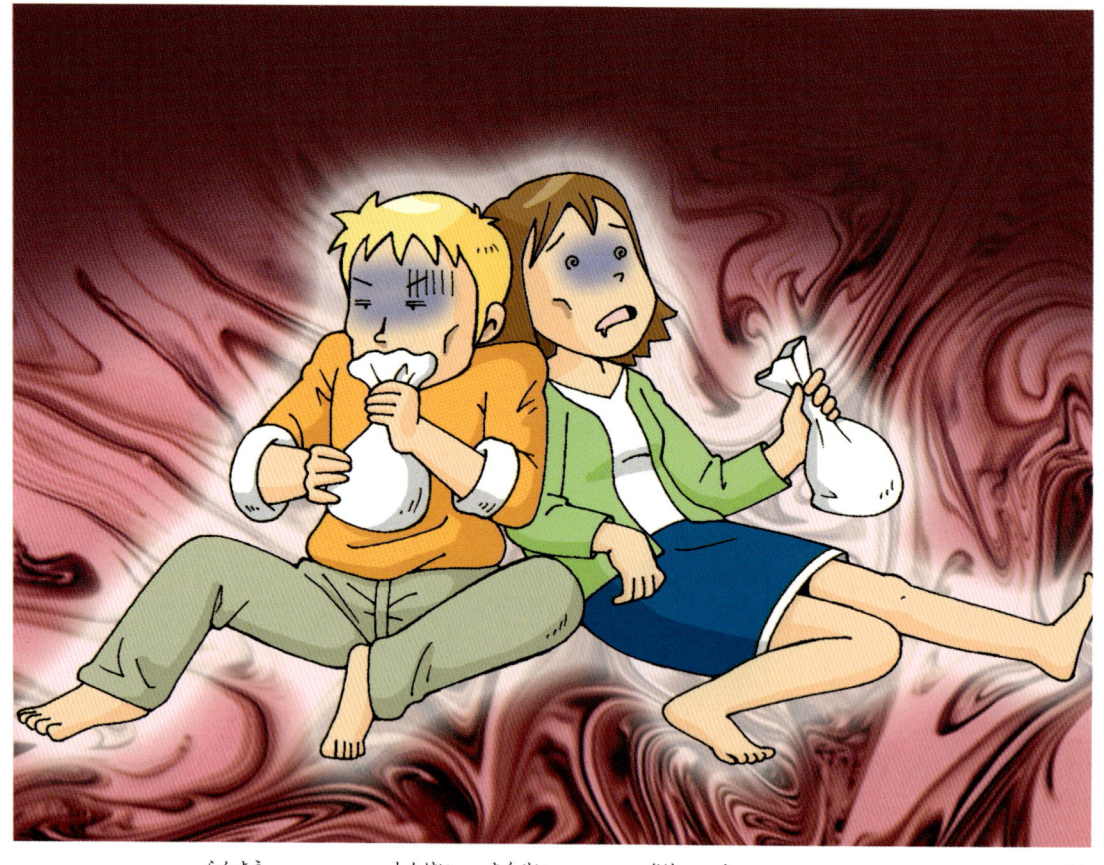

シンナーを乱用すると、神経が抑制され、酒に酔ったようになります。乱用を続けると、歯が溶けたり、視力に異常が生じたりするなど、全身に影響を及ぼし、やがて幻覚や妄想が現れ、精神に異常が起こります。一度に大量摂取することによって、死に至ることもあります。

Q ガスパン遊びってなんですか？

A ガスパン遊びとは、ライターやカセットコンロ、制汗スプレーなどのガスを吸引することです。これらのガスの成分は主にブタンガスで、吸引すると脳が酸素欠乏状態になり、意識がもうろうとなり、幻覚などが現れます。大量に吸引すると肺にガスが充満して窒息状態になり、死に至ることもあります。また、ブタンガスは燃えやすいため、引火によってのやけどや、密室でガスが充満して爆発や火災などを起こす危険もあります。

ガスパン遊びは、単なる遊びではなく、死に至ることもあるとても危険な行為ということを覚えておきましょう。

10代に広がる薬物

その他の薬物　たくさんの種類がある乱用薬物

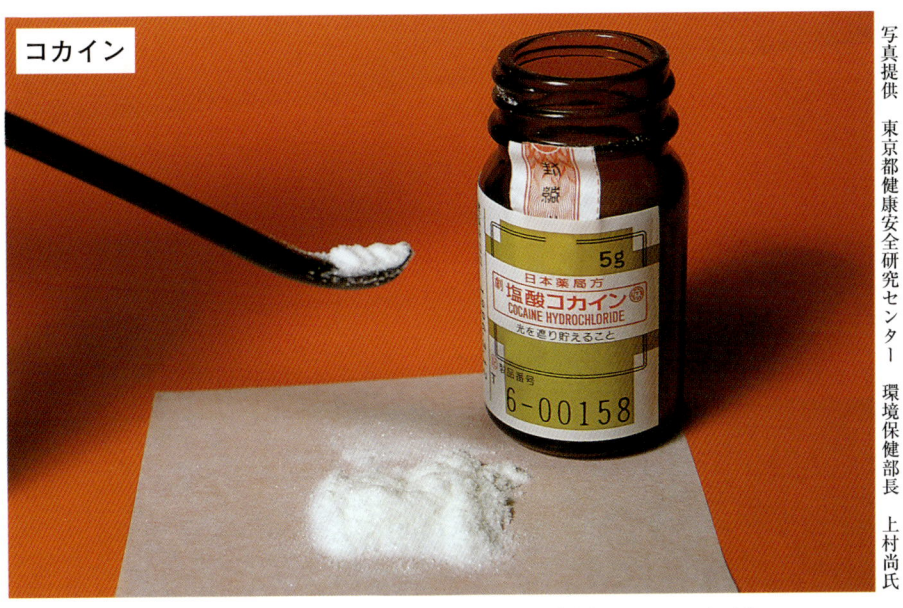

コカイン

写真提供　東京都健康安全研究センター　環境保健部長　上村尚氏

　コカインには覚せい剤と同じように神経を興奮させる作用があります。強い依存性をもち、一日に何度も乱用するようになり、精神障害を招きます。大量摂取すると呼吸困難におちいり、死に至ることもあります。

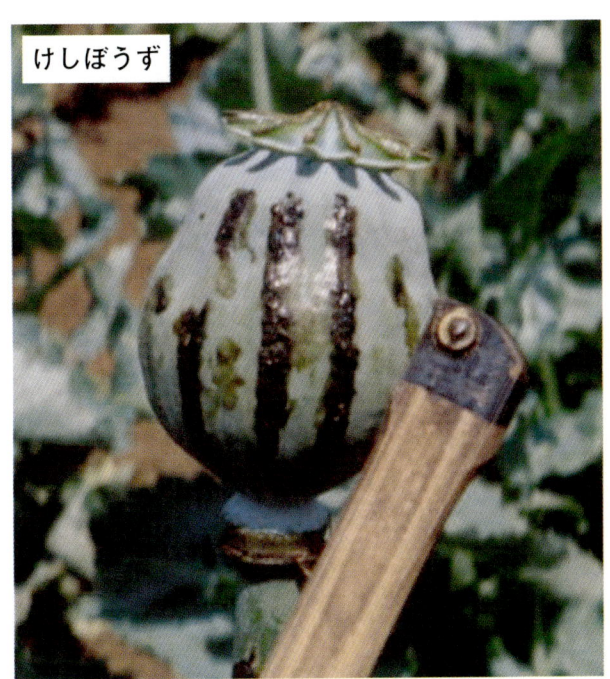

けしぼうず

写真提供　東京都健康安全研究センター　環境保健部長　上村尚氏

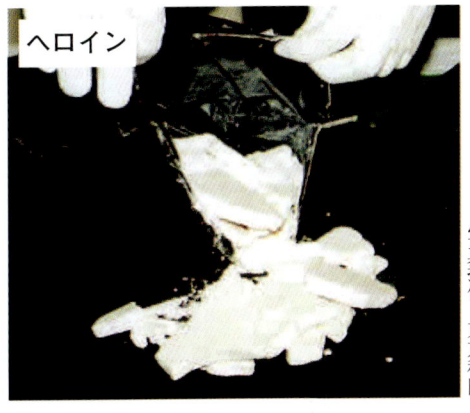

ヘロイン

写真提供　東京税関

　ヘロインはけしを原料とした薬物で精神を抑制させる作用があります。身体依存も強く、薬が切れると嘔吐やけいれんなどの激しい禁断（退薬）症状におそわれます。

27

10代に広がる薬物

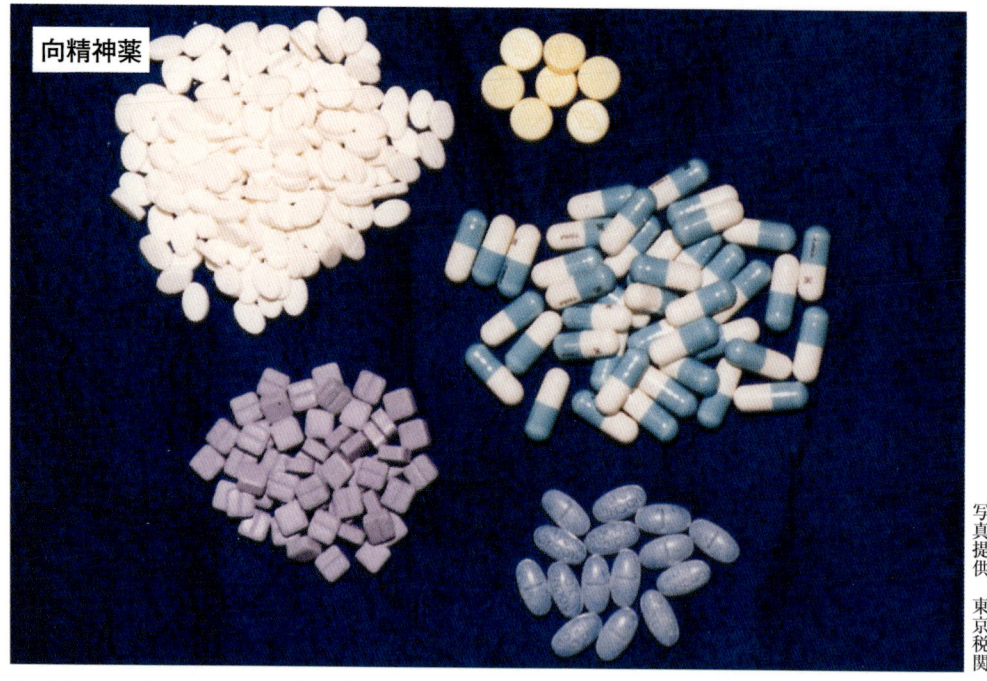

向精神薬

写真提供　東京税関

　睡眠薬や鎮静薬などの乱用が目立つ向精神薬は、医薬品として一般に流通していますが、医師や薬剤師の指示に従わずに乱用すると、依存症におちいり幻覚や妄想におそわれます。

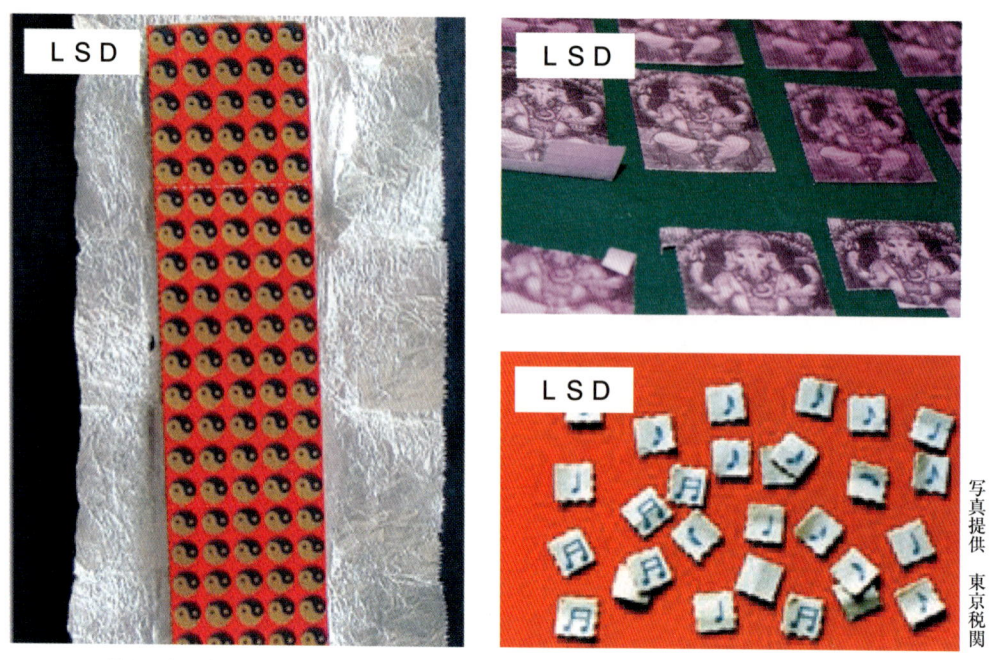

LSD

LSD

LSD

写真提供　東京税関

　LSDは合成麻薬の一種で、乱用すると幻視、幻聴、時間の感覚の欠如などの強い幻覚作用が現れます。乱用を続けると精神障害が現れます。

10代に広がる薬物

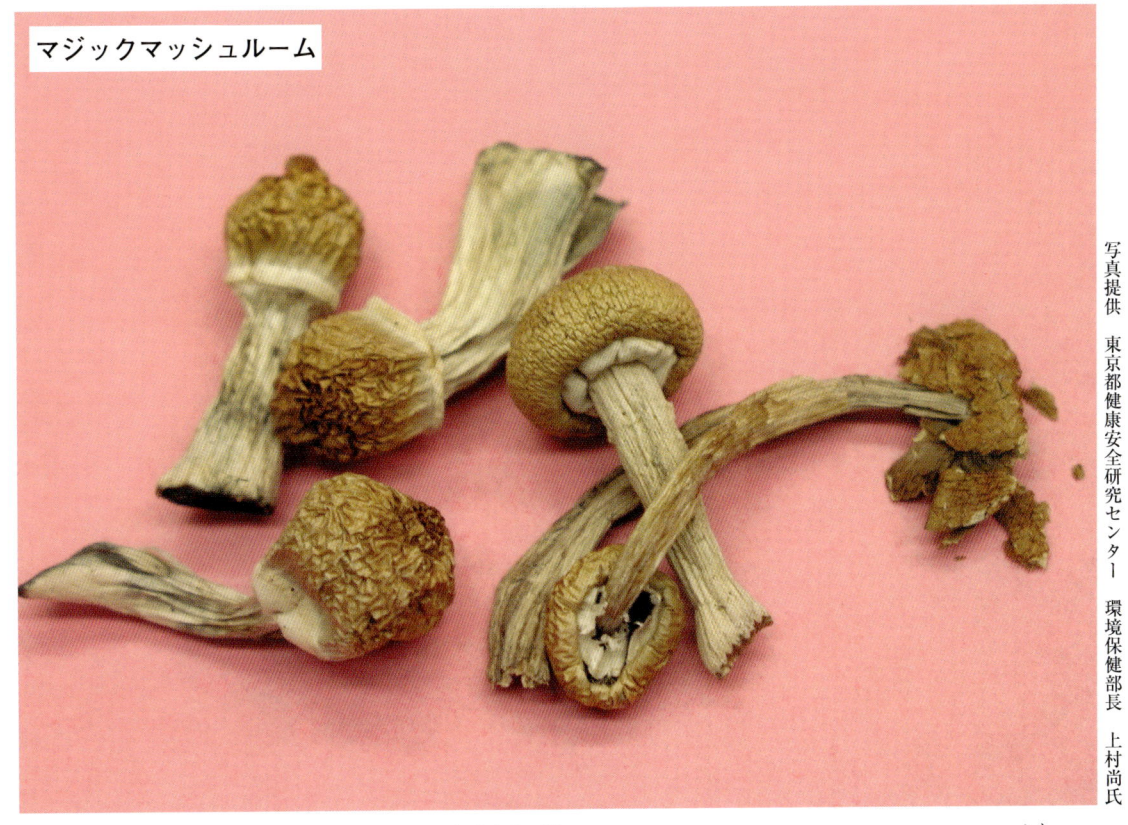

マジックマッシュルーム

写真提供　東京都健康安全研究センター　環境保健部長　上村尚氏

　マジックマッシュルームは麻薬成分のサイロシン、サイロシビンを含み、強い幻覚作用をもっています。脱法ドラッグとして乱用が拡大していましたが2002年麻薬原料植物に指定されました。

Q ドーピングってなんですか？

A ドーピングとはスポーツの競技能力を高めてよい成績を得るために、禁止されている筋肉増強剤や興奮剤、精神安定剤などの薬物を使用することです。ドーピングは、スポーツを行う上でのフェアプレー精神に反し、競技能力を高めるという不正な目的で薬を使うことから薬物乱用につながり、社会にも悪影響を及ぼします。また、ドーピングでは病気やけがなどで使用するよりも多くの薬物を使用するといわれているため、選手自身の健康を害してしまうばかりか、後遺症に苦しめられ選手生命が絶たれたり、ときには死に至ることもあります。

　オリンピックなど主要な国際大会ではドーピング検査が必ず行われていて、国内の高校生の大会でも一部行われています。

インターネットと薬物

　インターネットや携帯電話などの普及にともなって、薬物の取引や売買などにこれらが悪用されるケースが増えています。インターネット上には覚せい剤や麻薬、脱法ドラッグなどあらゆる薬物が氾濫していて、まちがった情報もたくさん流れていますが、情報の発信者を取り締まることは難しいといわれています。

　特に、パソコンを使いこなしている若い世代に薬物乱用が広がることが懸念されています。危険を避けるためには、不審な掲示板などにアクセスしたり、メールを送ったりしないようにしましょう。

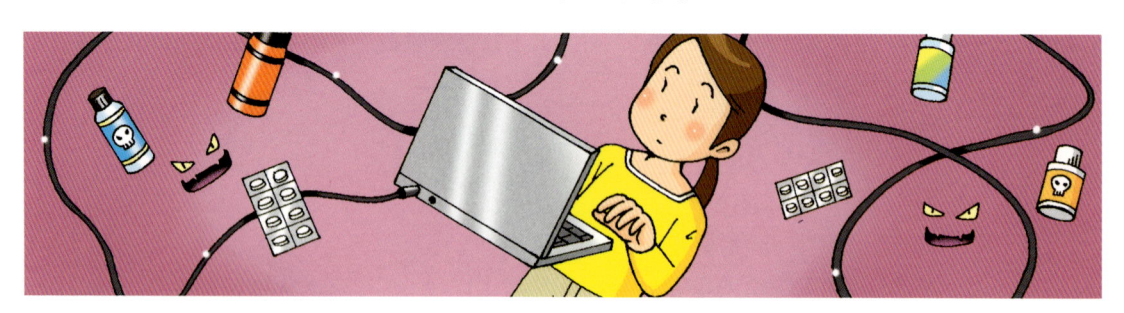

Q インターネットを使うときの注意点を教えてください

A さまざまな情報が得られるインターネットは大変便利なものですが、相手が見えないので注意して利用しないと、危険な場合があります。安心してインターネットを利用するためには、次のような注意を守りましょう。

①ホームページに掲載されている情報は必ずしも正しい情報とは限りません。ほかのページや本などでよく確認しましょう。

②暴力的な内容やいやらしい、あやしい内容のホームページは避けましょう。興味本位でアクセスすると詐欺などの犯罪に巻き込まれたり、コンピューターウイルスに感染したりする危険があります。

③掲示板やチャットなどで自分の住所や電話番号などの個人情報を書き込んではいけません。

④掲示板やチャットなどで知り合った人から誘われても会ってはいけません。どうしても会う場合は保護者についてきてもらいましょう。

⑤オンラインショッピングを利用したい場合は、お小遣いで買える値段でも必ず保護者に相談します。勝手に申し込まないようにしましょう。

第2章
薬物乱用の害

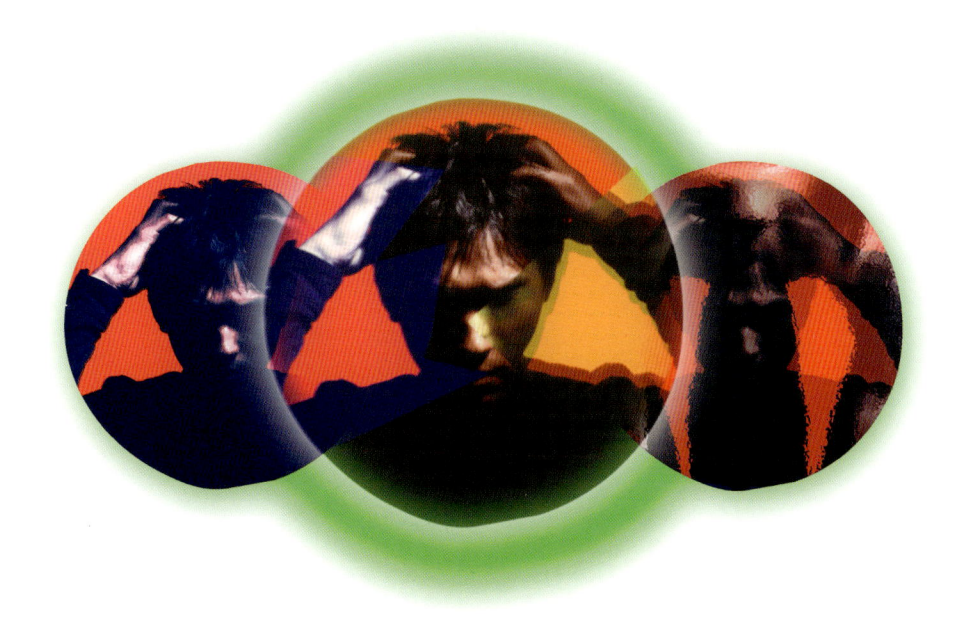

薬物乱用の害

薬物乱用の悪循環

　一度薬物を乱用してしまうと、二度三度と乱用したくなります。それは、薬物の作用によって脳が変化させられるからです。薬物の作用が切れると苦しくなってまた乱用をくり返すという、悪循環におちいってしまいます。やがては薬物のとりこになり、薬物を手に入れることと乱用することしか考えられなくなり、人間らしさまで失うことになります。

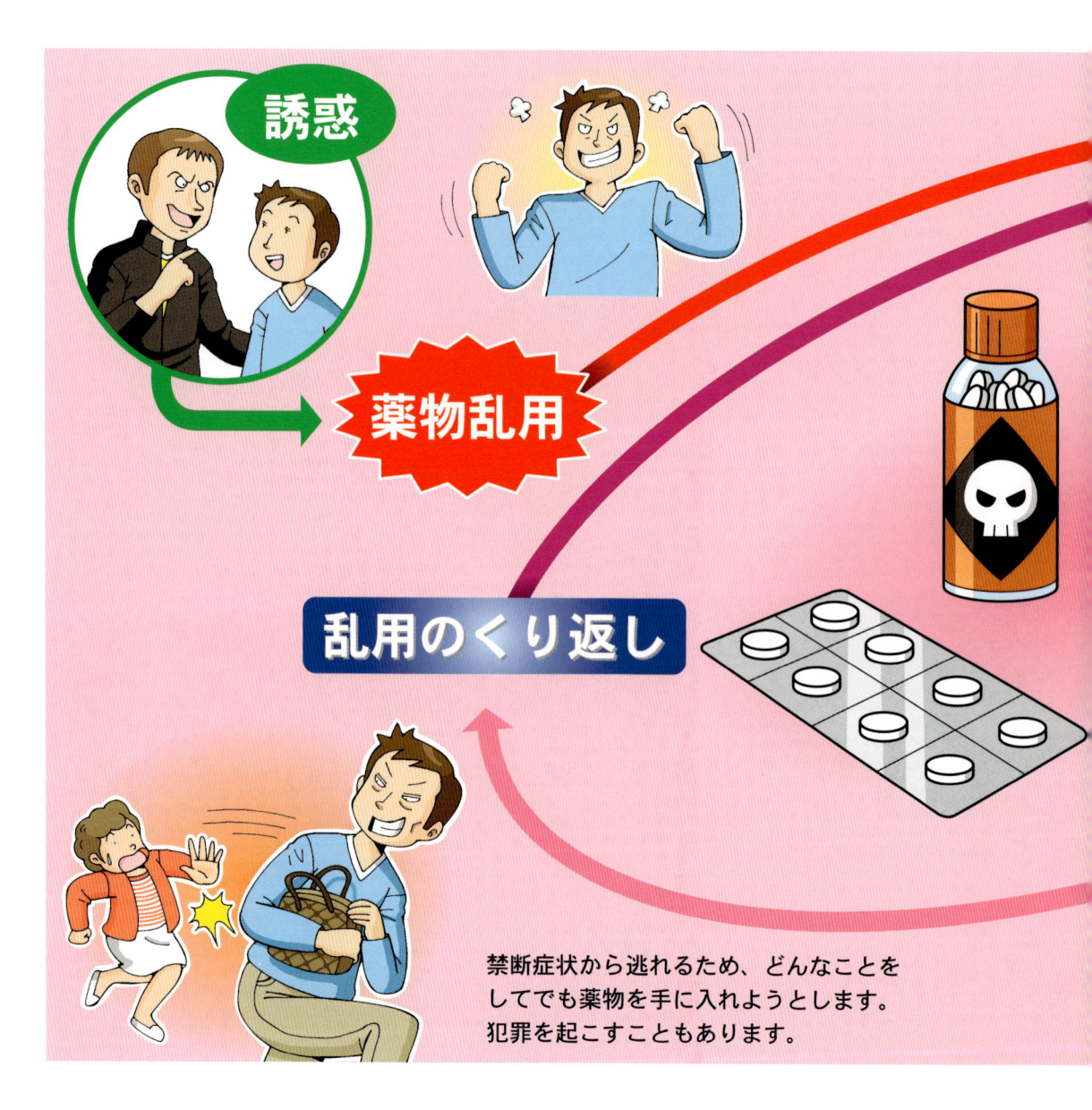

誘惑

薬物乱用

乱用のくり返し

禁断症状から逃れるため、どんなことをしてでも薬物を手に入れようとします。犯罪を起こすこともあります。

薬物乱用の害

Q フラッシュバックってなんですか？

A 薬物乱用によって幻覚や妄想などの精神症状がいったん現れると、治療などにより乱用をやめて普通の生活を取りもどしたようでも、突然、幻覚や妄想におそわれることがあります。ストレスや睡眠不足などのささいなことがきっかけとなって起こるこのような症状を、フラッシュバック（再燃現象）といい、乱用をやめてもこのような後遺症に苦しめられることがあります。

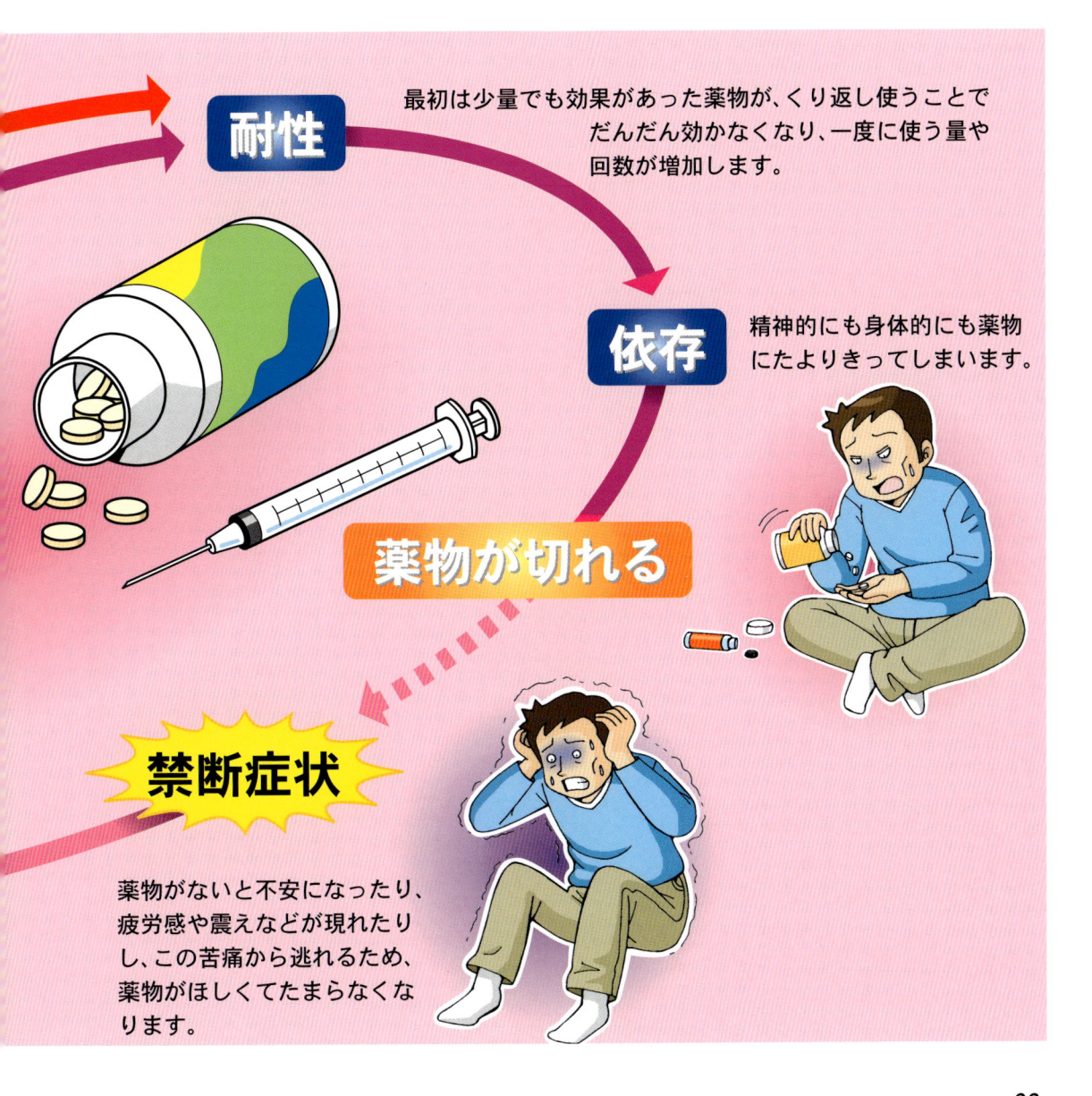

耐性
最初は少量でも効果があった薬物が、くり返し使うことでだんだん効かなくなり、一度に使う量や回数が増加します。

依存
精神的にも身体的にも薬物にたよりきってしまいます。

薬物が切れる

禁断症状
薬物がないと不安になったり、疲労感や震えなどが現れたりし、この苦痛から逃れるため、薬物がほしくてたまらなくなります。

薬物乱用の害

心身への影響

薬物を乱用すると、脳や内臓など心身にさまざまな障害が起こり、特に成長期の心身に大きく影響します。

薬物は脳に直接作用して脳細胞や神経を壊します。一度壊された脳細胞や神経は元にはもどりません。そのため、思考力の低下や記憶力低下などが起こり、幻覚や妄想などの精神障害が起こります。身体では胃腸や肝臓などに障害が現れたり、成長期では骨や筋肉の発育不良などが起こります。また、不衛生な環境での注射器の共用などでエイズや肝炎などの感染症になる危険もあります。女性が妊娠中に薬物を乱用すると、胎盤を通して胎児にも悪影響を及ぼし、死産や早産などを引き起こすこともあります。

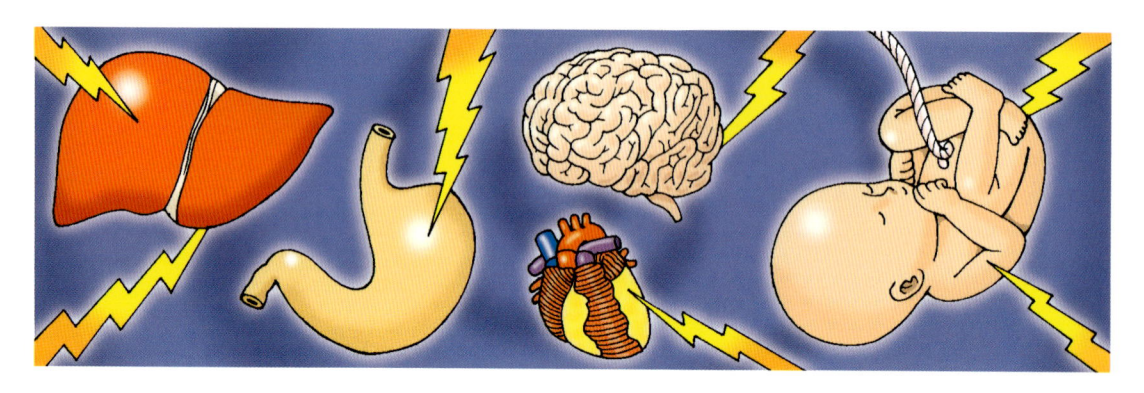

Q 一度くらいなら大丈夫って本当？

A 「一度だけ」と思って薬物に手を出しても、薬物の作用によって必ずもう一度使いたくなります。乱用したほとんどの人は、はじめのうちはいつでもやめられると思いますが、いつのまにか薬物なしではいられなくなってしまいます。やめたくてもやめられなくなる"依存症"という病気になり、自分の意志ではどうすることもできなくなります。薬物の最も怖いところはこの依存症になることです。薬物の依存性はとても強く、一度依存症になってしまうと、薬物を使いたいという欲求と一生たたかい続けなければなりません。

また、たった一度の乱用でも依存症になったり、急性中毒で死に至ることがあります。忘れてはならないのは、一度の乱用でも犯罪になり法律で罰せられるということです。

薬物乱用の害

社会的影響

　薬物乱用は、乱用した本人の健康や人生を奪うだけではありません。薬物乱用はさまざまな犯罪の原因となり、安全な社会を脅かし、乱用者の家族や友だちなど身近な人たちや社会にも大きく影響します。決して自分一人の問題ではありません。

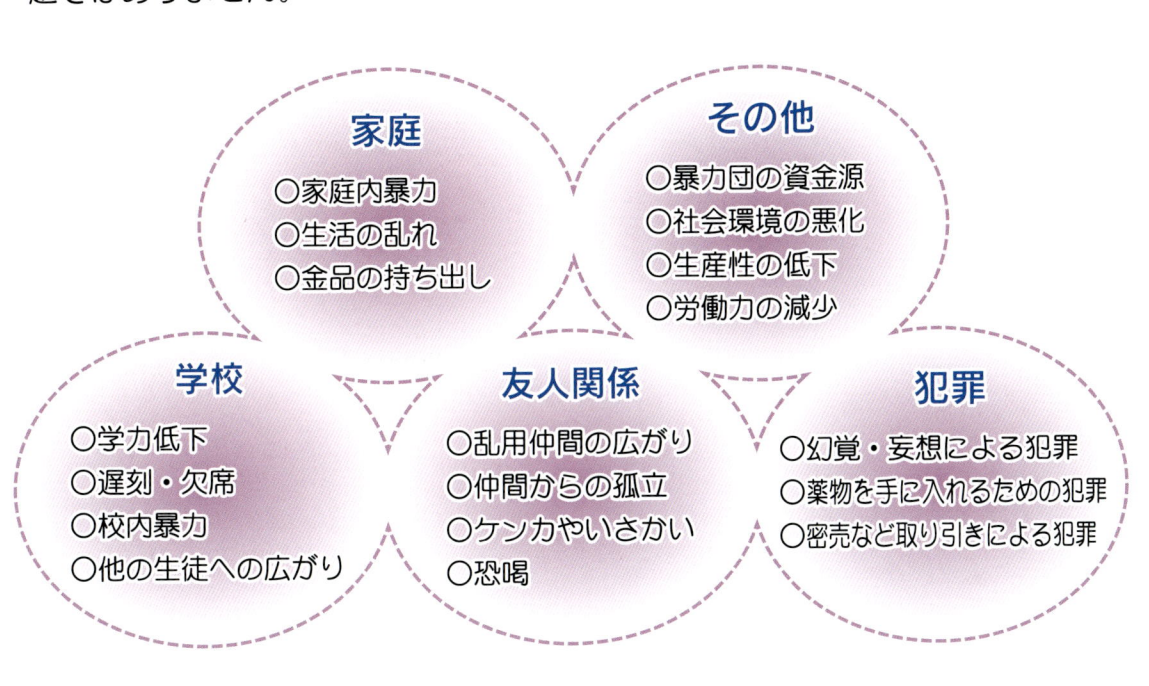

家庭
- 家庭内暴力
- 生活の乱れ
- 金品の持ち出し

その他
- 暴力団の資金源
- 社会環境の悪化
- 生産性の低下
- 労働力の減少

学校
- 学力低下
- 遅刻・欠席
- 校内暴力
- 他の生徒への広がり

友人関係
- 乱用仲間の広がり
- 仲間からの孤立
- ケンカやいさかい
- 恐喝

犯罪
- 幻覚・妄想による犯罪
- 薬物を手に入れるための犯罪
- 密売など取り引きによる犯罪

薬物乱用に関連する事件

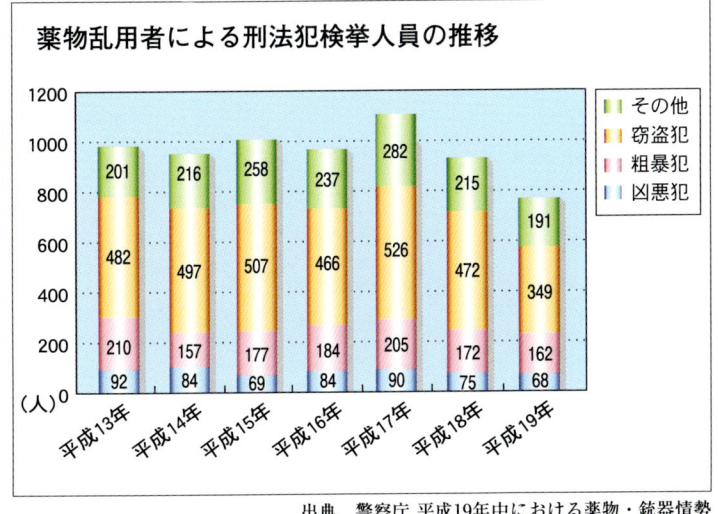

薬物乱用者による刑法犯検挙人員の推移

年	凶悪犯	粗暴犯	窃盗犯	その他
平成13年	92	210	482	201
平成14年	84	157	497	216
平成15年	69	177	507	258
平成16年	84	184	466	237
平成17年	90	205	526	282
平成18年	75	172	472	215
平成19年	68	162	349	191

出典　警察庁 平成19年中における薬物・銃器情勢

　どんなことをしてでも薬物を手に入れようとするため、強盗や窃盗などの犯罪を起こしたり、幻覚や妄想から犯罪を起こしたりすることもあります。

35

薬物乱用の害

経済への影響

　薬物乱用は経済にも大きな損失をもたらします。薬物乱用や依存による医療費や更正施設などの費用の増大や、労働力の減少、生産性の低下などが考えられ、厚生労働省研究班の推計によると、経済損失は年間約2067億円、国民一人あたり1,632円にものぼります。

薬物乱用・依存によって一年間に発生する経済損失の推計

直接費用　約1328億円

- **医療費**
  - 入院費用
  - 外来費用
  - 合併症
- **社会復帰活動**
  - 入寮
  - 通所（デイケア）
- **司法の費用**
  - 矯正施設
  - 少年院
  - 裁判
  - 被害者の費用
- **行政の費用**
  - 厚生労働省
  - 警察庁
  - 文部科学省
- **社会復帰活動**
  - 青少年特別啓発事業
  - 覚せい剤防止特別対策費

間接費用　約739億円

- **死亡による費用**
- **罹病による費用**

直接費用と間接費用の合計　約2067億円

出典　厚生労働省 薬物乱用・依存等の実態に関する研究及び社会経済的損失に関する研究　研究報告書

薬物を取り締まる法律

　日本では、各種の薬物乱用に関する法律を定め、懲役刑など厳しい罰則を設け、取り締まられています。薬物をもっているだけでも犯罪になります。

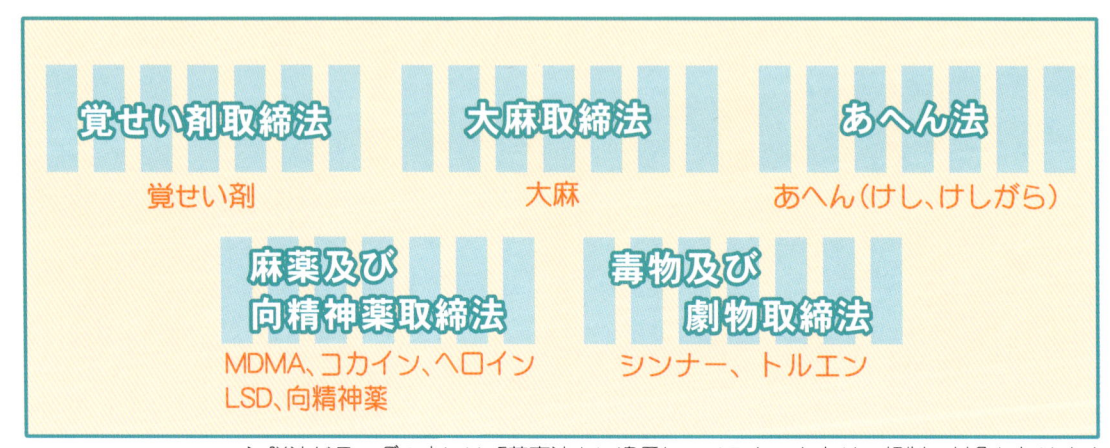

- **覚せい剤取締法**　覚せい剤
- **大麻取締法**　大麻
- **あへん法**　あへん（けし、けしがら）
- **麻薬及び向精神薬取締法**　MDMA、コカイン、ヘロイン、LSD、向精神薬
- **毒物及び劇物取締法**　シンナー、トルエン

▶脱法ドラッグの中には「薬事法」に違反しているものもあり、規制の対象となります。

薬物乱用からの回復

　薬物は脳に作用して依存症という病気を引き起こします。やめたいと思いながらも薬物から抜け出せないのは、意志が弱いからではなく、依存症という病気だからなのです。

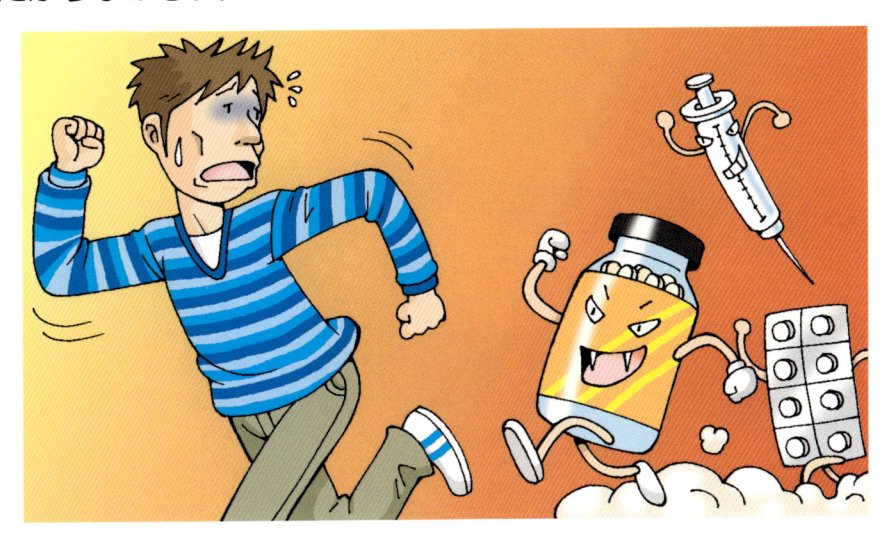

　依存症を引き起こすものは、覚せい剤やシンナー、脱法ドラッグ、タバコ、アルコールなどがあり、そのほかに精神薬などの一般に流通している医薬品も正しい使い方を守らなければ依存症を引き起こします。

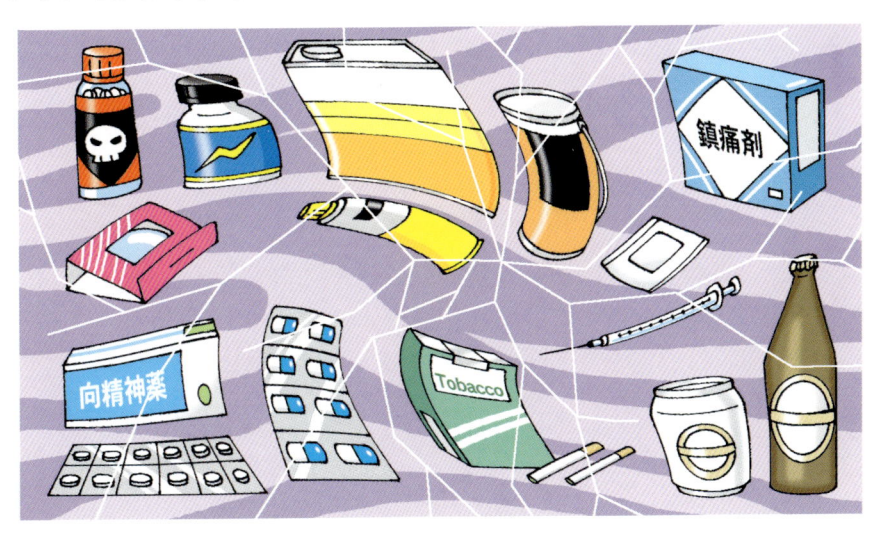

薬物乱用の害

回復に必要なもの

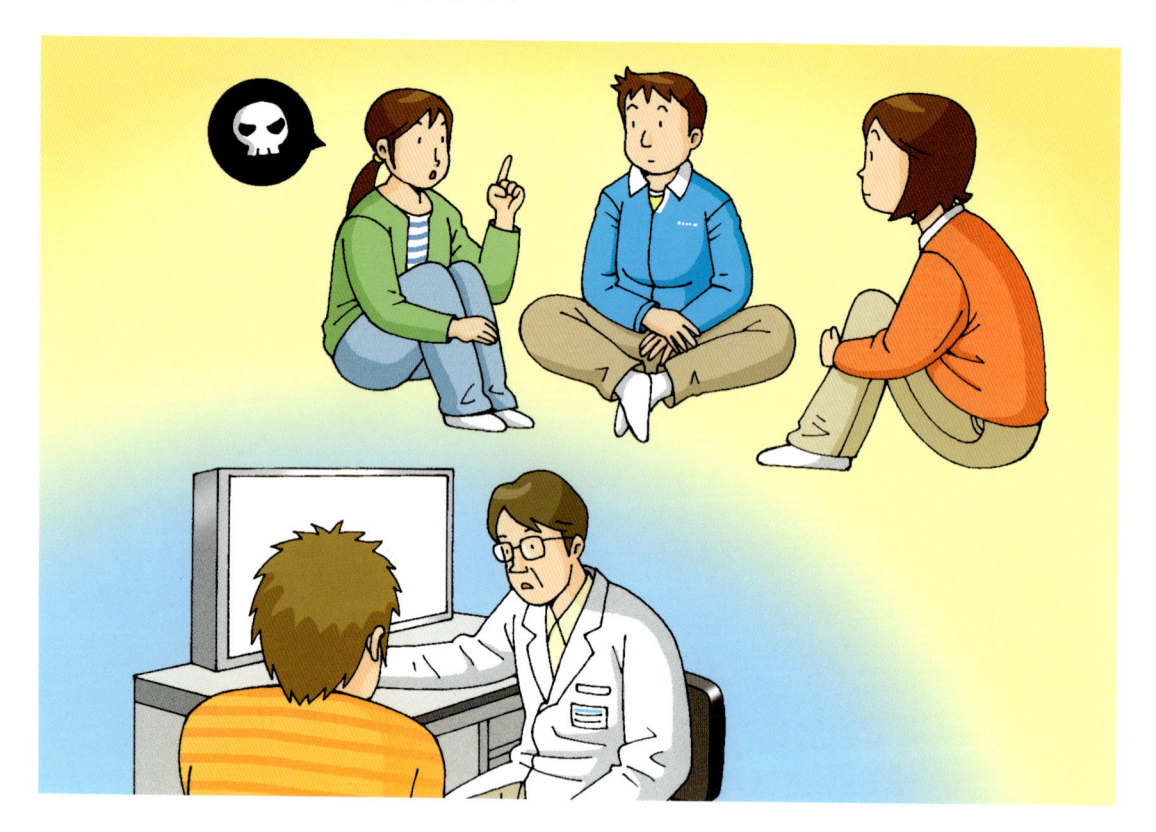

　依存症になってしまうと、乱用者の努力だけで回復するのは難しく、専門的な治療やリハビリなどのサポートが必要です。薬物乱用をやめたら治療が終わるのではなく、薬物の誘惑とたたかいながら今後二度と薬物を使わない生活を続けていく必要があります。

Q もしも友だちが薬物を乱用していたら？

　A 薬物乱用は本人の努力だけで立ち直ることは難しいといわれています。乱用している期間が長くなれば長くなるほど心身への影響が大きくなりますので、できるだけはやく対応する必要があります。友だちどうしで解決できる問題ではありませんので、学校の先生や保護者など信頼できるおとなや、警察・保健所などの専門の機関に相談しましょう。また、薬物に誘われたりした場合も、一人で悩まずに相談しましょう。

第3章
薬物から身を守るために

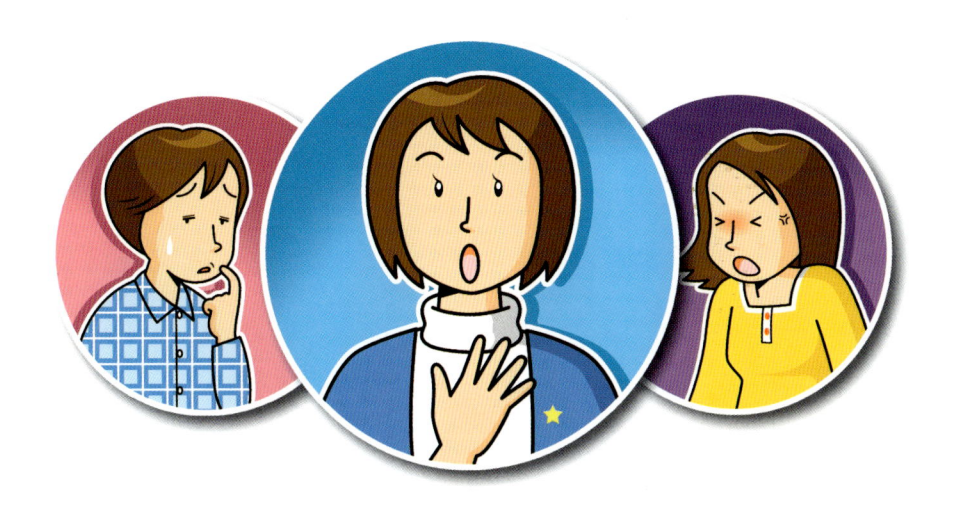

薬物から身を守るために

どうして危険な薬物に手を出すの？

「かっこよさそう」「試してみたい」などという好奇心から薬物に手を出してしまうケースが目立っています。また、嫌なことや辛いこと、つまらないことなどから逃れようとして薬物に手を出してしまうケースも見られます。

たとえ嫌なことやストレスなどの問題から薬物に手を出しても、一時的に気分が変わるだけで問題を解決することはできません。それどころか、薬物乱用の悪循環におちいってしまい、心身に大きなダメージを受けることになります。特に成長期の心と体には大きな影響を及ぼします。

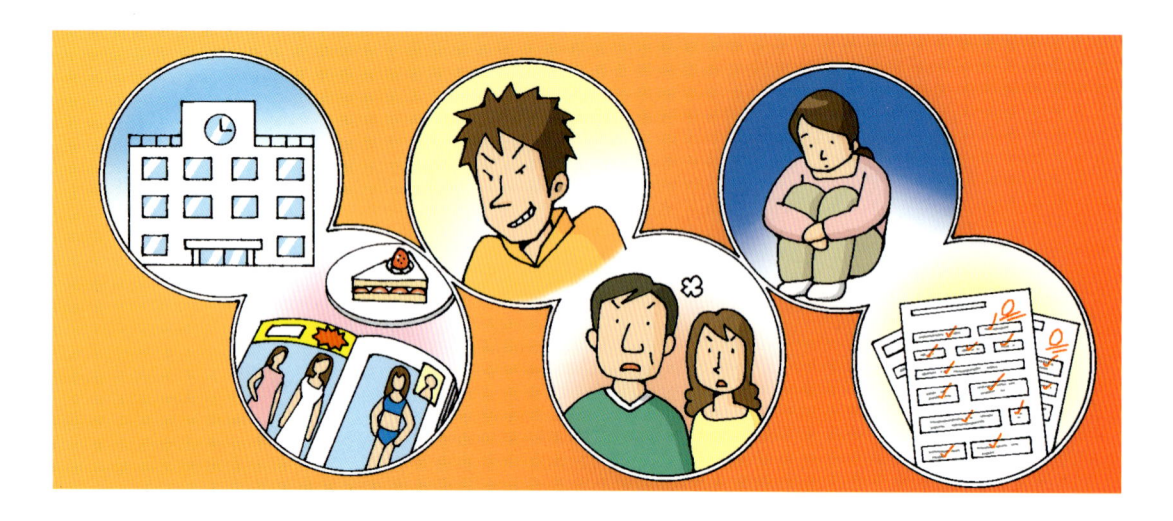

Q 薬物でダイエットできるって本当？

A 「簡単にやせられるよ」「やせ薬だよ」と、薬物をすすめられることがあります。確かに覚せい剤などには、食欲を抑える作用があるため、乱用していると体重が減ることがあります。しかし、薬の作用が切れると反動で異常な食欲が起こり、太ってしまうこともあります。

薬物を使って体重が減ったとしても、やせたのではなく不健康にやつれた状態ですので、顔色が悪くなったり、赤ら顔になったり、目がうつろになったりと外見にもさまざまな影響が現れます。最終的には、想像していた健康的な体型ではなく、病的にやせ細ってしまいます。これはもちろん、心身ともに薬物に蝕まれた状態です。そして、ダイエットどころではなく、命にもかかわることになります。

薬物乱用の3つの要因

3つの要因（薬物、人、環境）が深くかかわって起こる薬物乱用を防ぐためには、それぞれに対策を立て、社会全体で取り組む必要があります。

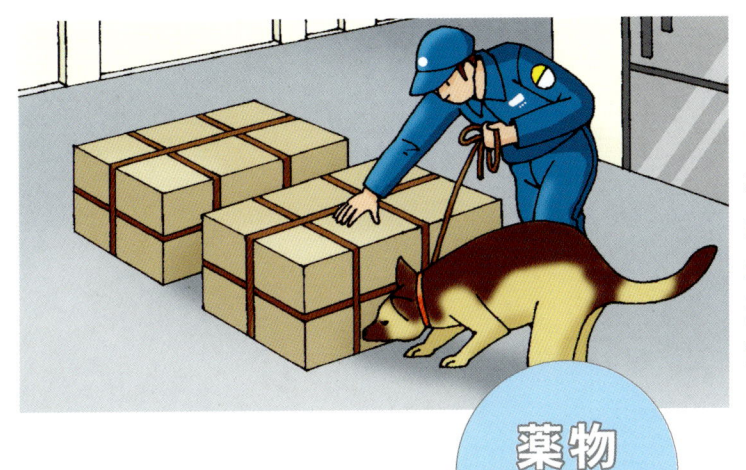

いろいろな薬物が外国から密輸入されたり、次から次へと新しい脱法ドラッグが製造されたりしていますが、密輸入を防いだり、脱法ドラッグを取り締まる対策が専門機関で行われています。

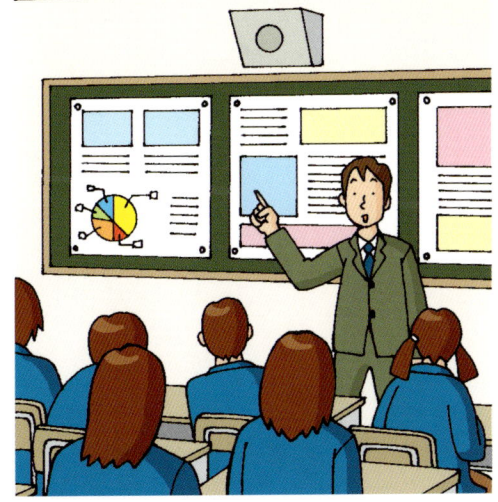

好奇心や誘惑に負けて薬物に手を出す人が後を絶ちません。薬物の売人にねらわれることもありますので、正しい知識と断る勇気を身につけることが大切です。

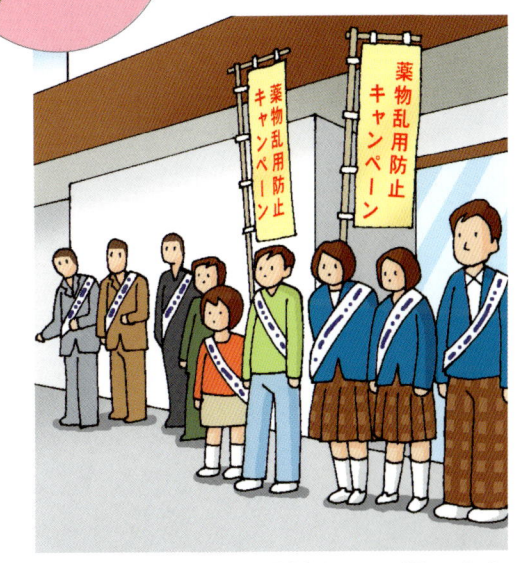

薬物は自分とは関係ない一部の人たちの問題ではありません。薬物乱用を認めない社会環境をつくるために、地域でさまざまな取り組みが行われています。

薬物から身を守るために

巧妙な誘いの手口

　薬物が危険なものだとわかっていても、「エス」や「ホワイト」などの隠語（ちがう呼び名）が使われていれば、かっこいいように思えてきて、警戒心が薄れます。また、薬物だと気がつかないまま、手を出してしまうこともあるかもしれません。薬物の隠語などを知っておき、だまされないようにすることも大切です。

　休日に街へ遊びに行き開放的になったときに「ちょっとだけ試してみない？」とか、イライラしているときに「スッキリするよ」などと声をかけられたり、さまざまな形で誘惑されます。ちょっと油断したとき、心にスキがあるとき、いろいろな誘いの手が迫ってきます。この誘いを乗り切るためには、正しい知識と断る勇気が必要です。

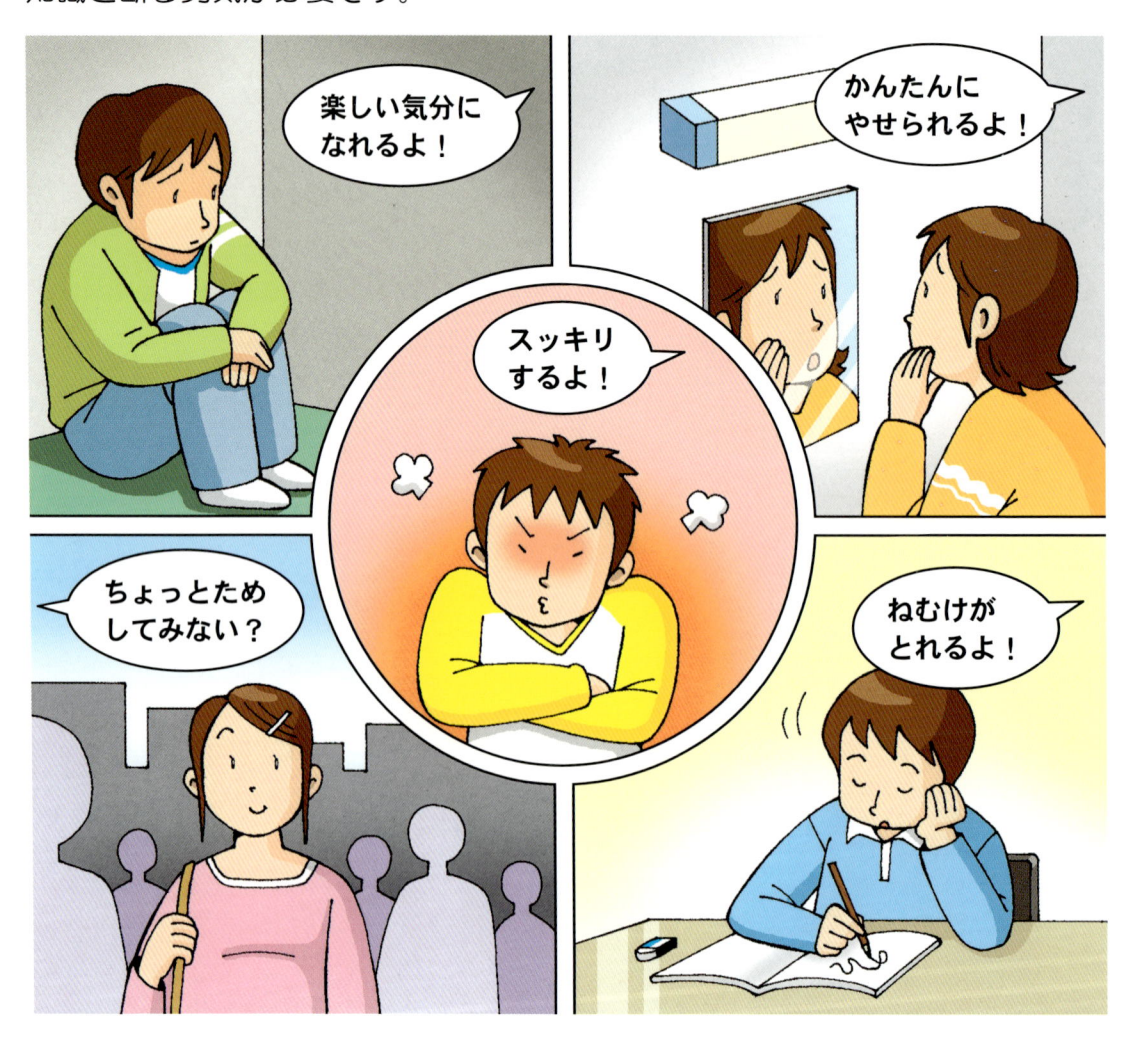

誘惑を上手に断るためには

　薬物をすすめられたときに強い意志をもって断るためには、自分の意見をはっきりと相手に伝えることが大切です。しかし、実際には大変難しいことです。普段から自分の意見や感情を上手に表現し、相手へ伝えられるように練習しておくとよいでしょう。人間関係を損なうことなく上手に自己主張することは、生涯にわたりいろいろな場面で役に立ちます。

【コミュニケーション行動3つのタイプ】

自己主張タイプ
- 自分の意見をはっきりと主張する
- 相手の意見をよく聞き、尊重する
- 相手と対等な立場で物事を考える

話し方
- 「私はこう感じます」
- 「君はどう思いますか」
- 「ぼくは～したい」　　など

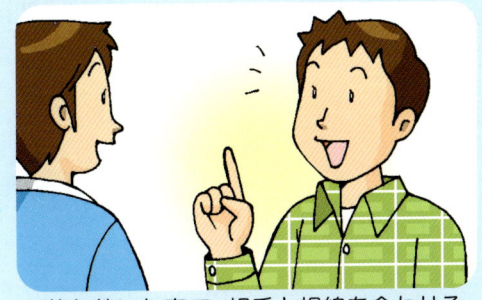

落ち着いた声で、相手と視線を合わせる

受け身タイプ
- 相手のいいなりになる
- 必要なときでも自分の意見を主張しない
- 自分の権利が侵されていてもあきらめる

話し方
- 「私は無理です」
- 「どちらでもいいです」
- 「でも…」　　など

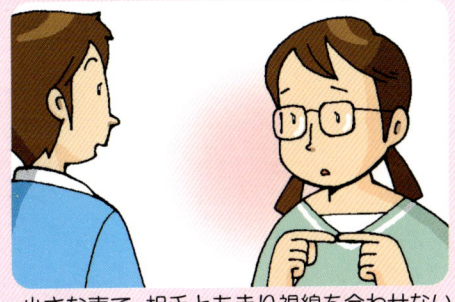

小さな声で、相手とあまり視線を合わせない

攻撃タイプ
- 自分の意見を押し通す
- 相手の意見を尊重しない
- 相手の権利を侵す

話し方
- 「あなたも当然○○するよね」
- 「○○しろよ！」
- 「うるさい！」　　など

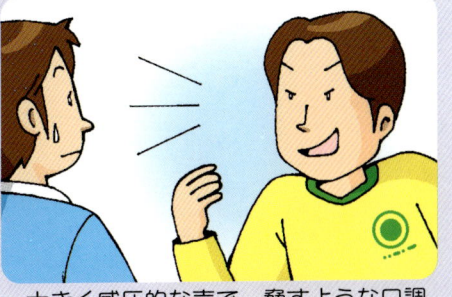

大きく威圧的な声で、脅すような口調

薬物から身を守るために

誘惑をうまく断れるのはどのタイプ？

自己主張タイプ

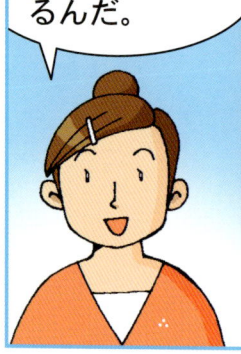

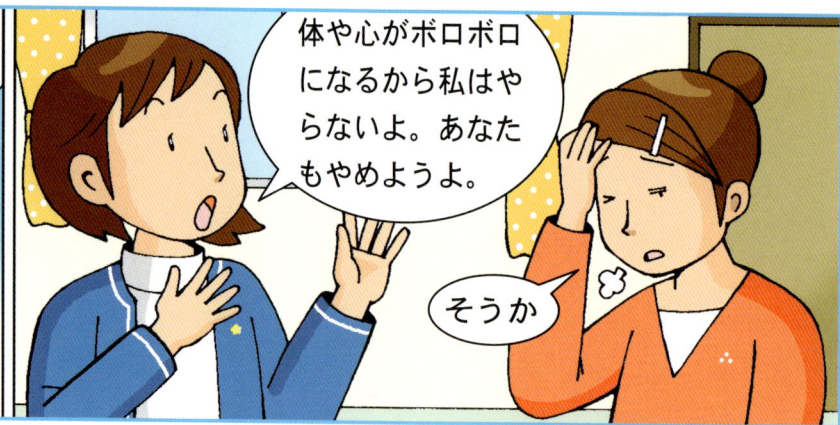

いい薬もってるんだ。

体や心がボロボロになるから私はやらないよ。あなたもやめようよ。

そうか

受け身タイプ

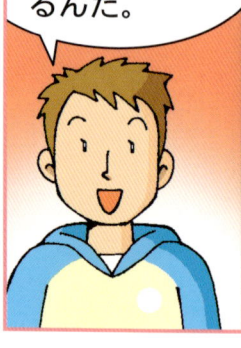

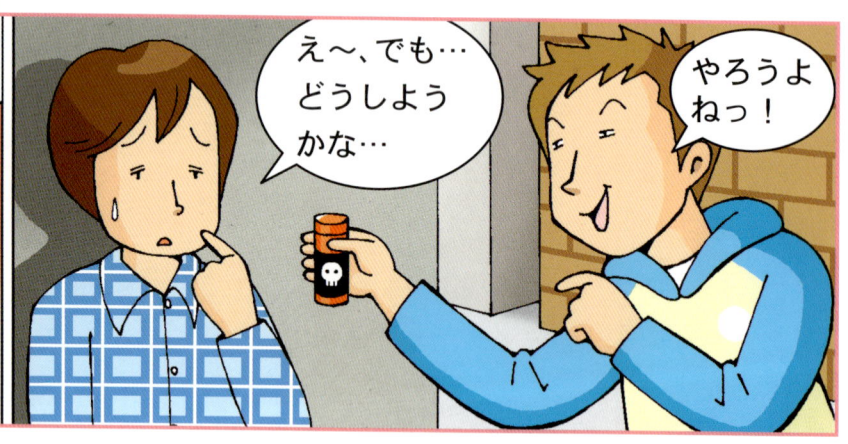

いい薬もってるんだ。

え〜、でも…どうしようかな…

やろうよねっ！

攻撃タイプ

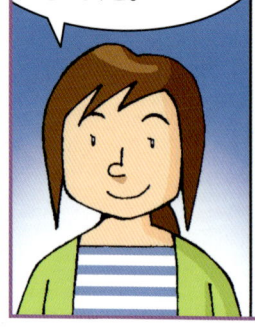

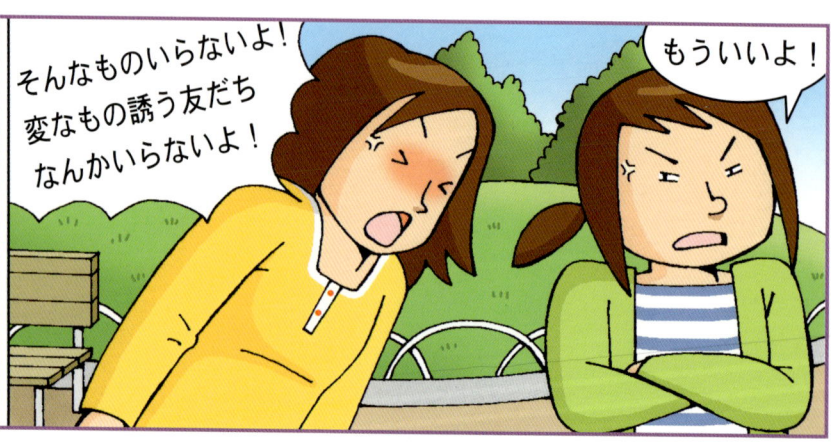

いい薬もってるんだ。

そんなものいらないよ！変なもの誘う友だちなんかいらないよ！

もういいよ！

薬物から身を守るために

誘惑をしてくる人にもタイプがあります

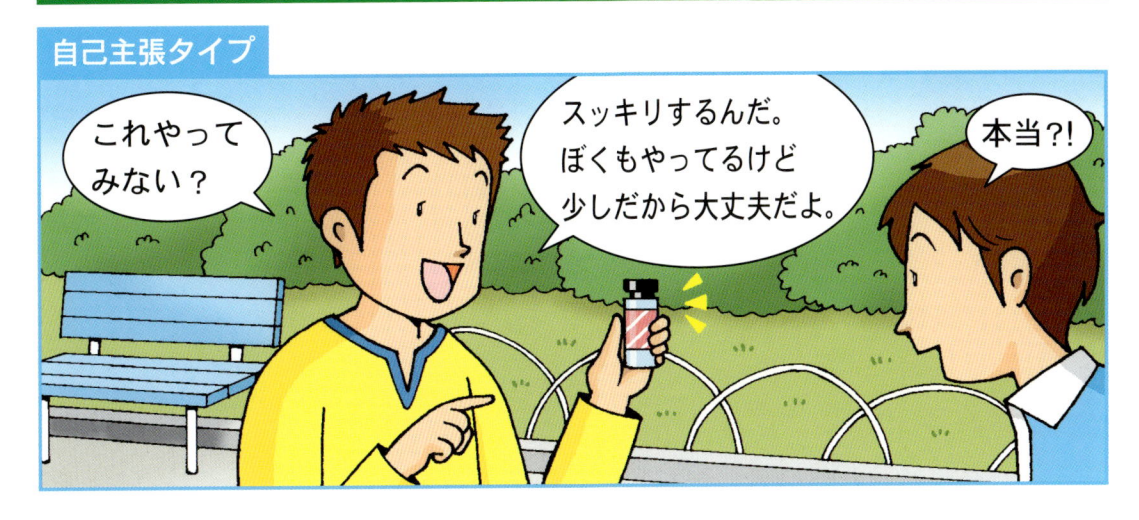

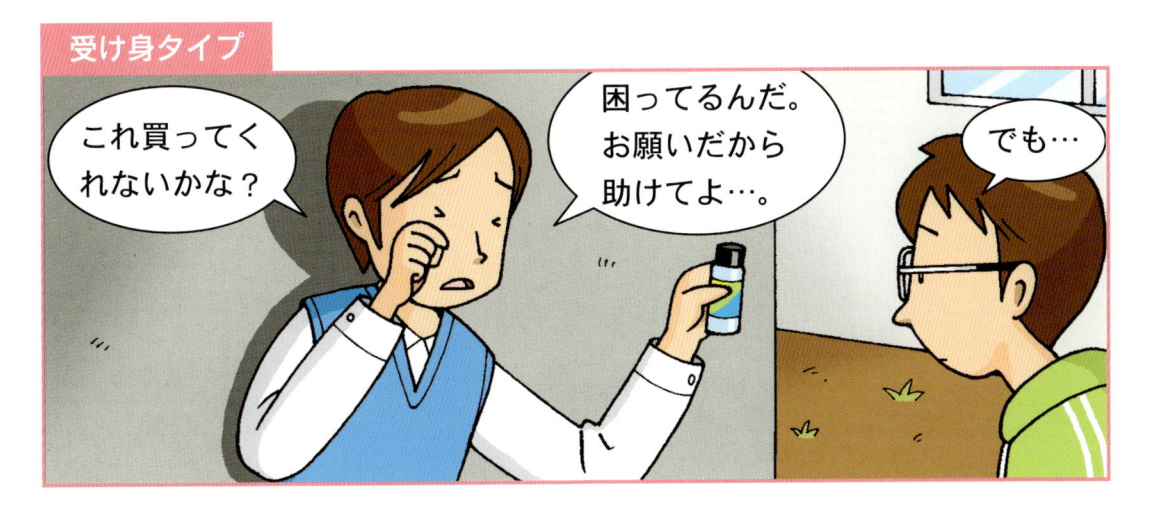

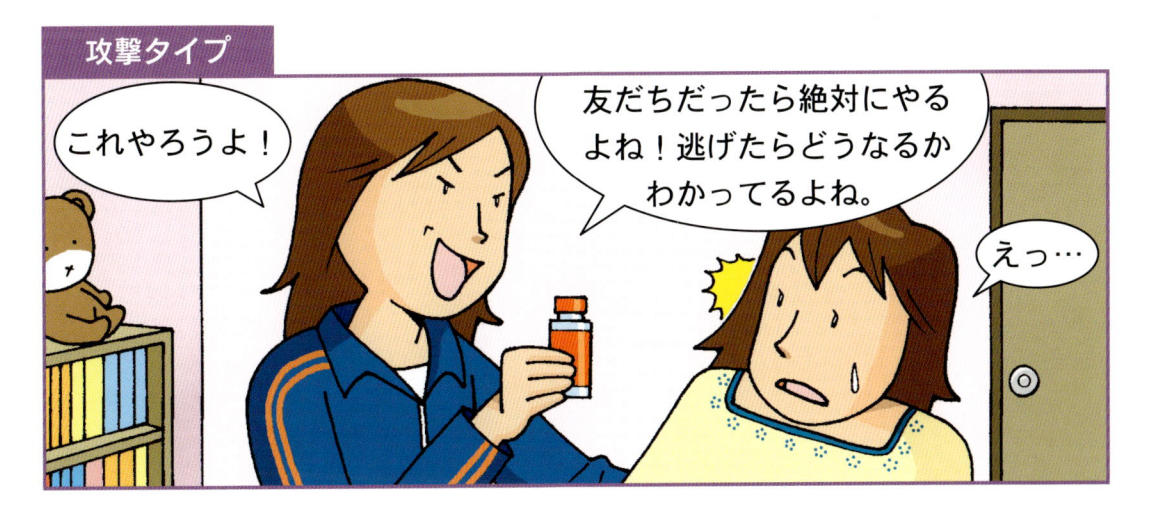

自己主張タイプ

「これやってみない？」
「スッキリするんだ。ぼくもやってるけど少しだから大丈夫だよ。」
「本当?!」

受け身タイプ

「これ買ってくれないかな？」
「困ってるんだ。お願いだから助けてよ…。」
「でも…」

攻撃タイプ

「これやろうよ！」
「友だちだったら絶対にやるよね！逃げたらどうなるかわかってるよね。」
「えっ…」

45

薬物から身を守るために

友だちや先輩に誘われたら

仲の良い友だちや先輩など身近な人からの誘いほど断りにくいものです。「仲間だろ」「みんなやっているよ」と誘われれば、危険なことだとわかっていても、つい手を出してしまうことがあるかもしれません。どんなときでも、どんな相手でも、自分の意見をはっきりと主張できる力を持っていれば、自分の心身を危険から守ることができます。

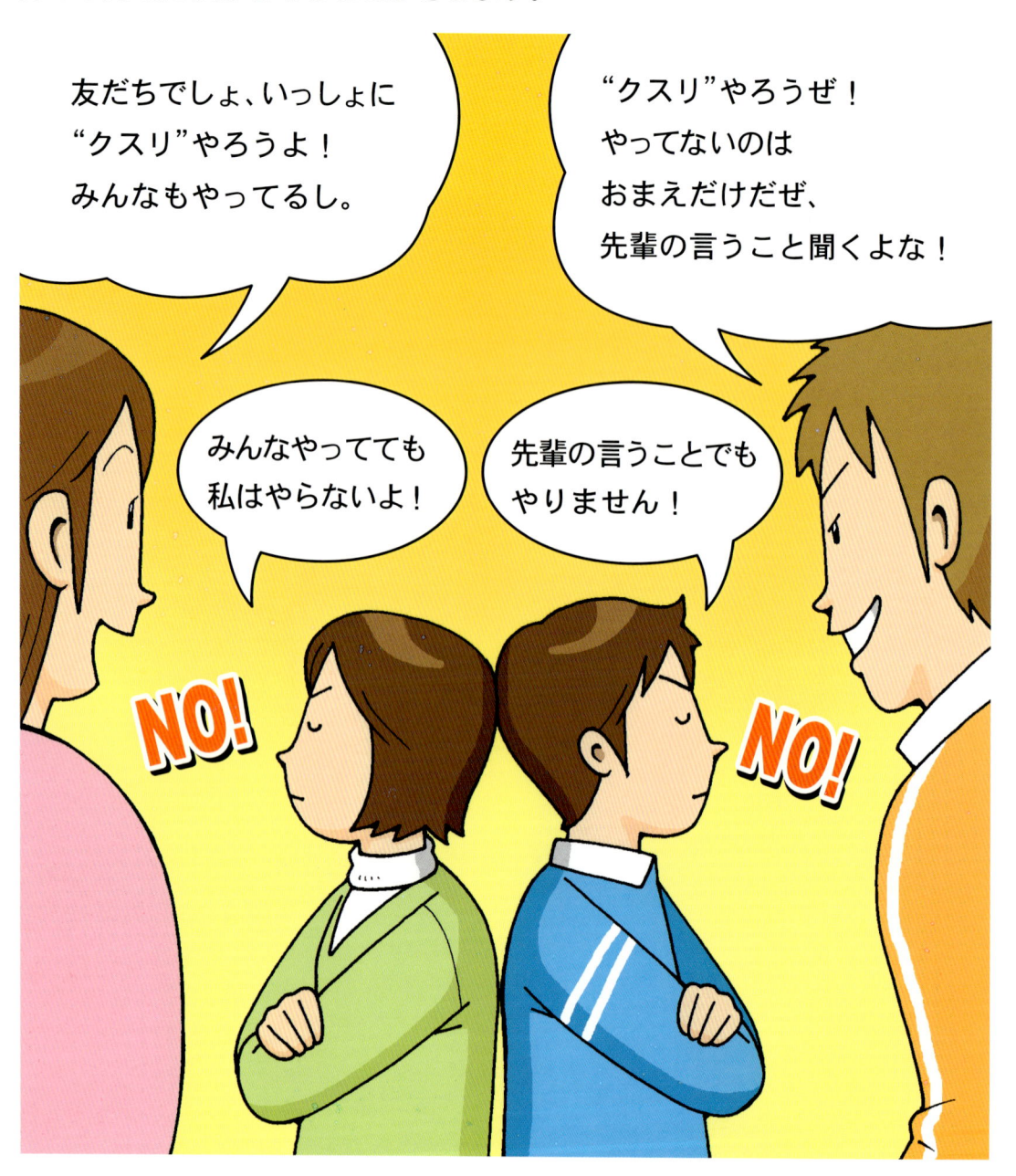

友だちでしょ、いっしょに"クスリ"やろうよ！みんなもやってるし。

"クスリ"やろうぜ！やってないのはおまえだけだぜ、先輩の言うこと聞くよな！

みんなやってても私はやらないよ！

先輩の言うことでもやりません！

NO!　NO!

知らない人に誘われたら

薬物の売人は、きちんとした服装で悪いことをしているように見えないことがほとんどです。それに加えて、「これを使えば志望校に合格できる」「イライラがスッキリするよ」など心のスキをついた言葉でやさしく話しかけてきます。相手は薬物を売りつけるプロですから、立ち止まってしまうと相手のペースに巻き込まれてしまうかもしれません。このような場合は、立ち止まらずに断る、無視する、その場から逃げることが賢明です。

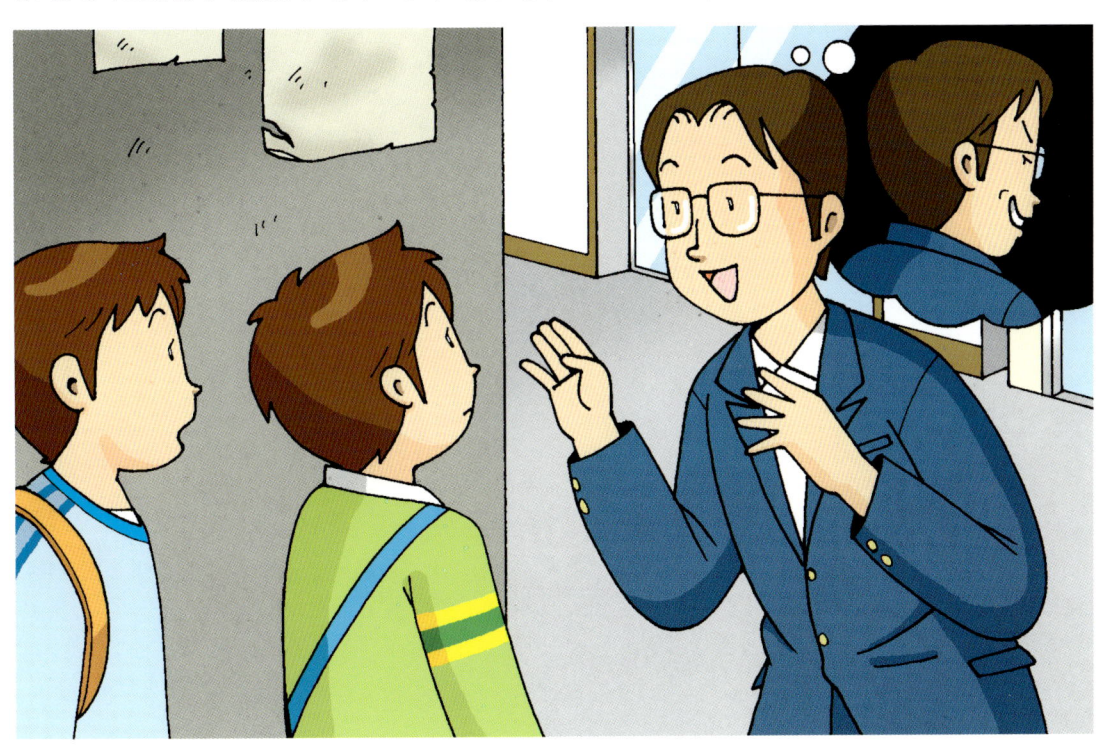

Q 薬物に誘われないための自己防衛策はありますか？

A 薬物から身を守るためには、どんな誘惑でもはっきりと断ることが大切です。そのほかに、危険な場所に近づかないなど自分で注意することも大切です。
- 繁華街の裏通りなどひとけの少ないところを避ける
- 学校や自宅近くの危険な場所を調べておく
- 夜間の外出は避ける
- 暗い道の一人歩きをしない　など

薬物に関する意識調査

知っている薬物の名前（複数回答）

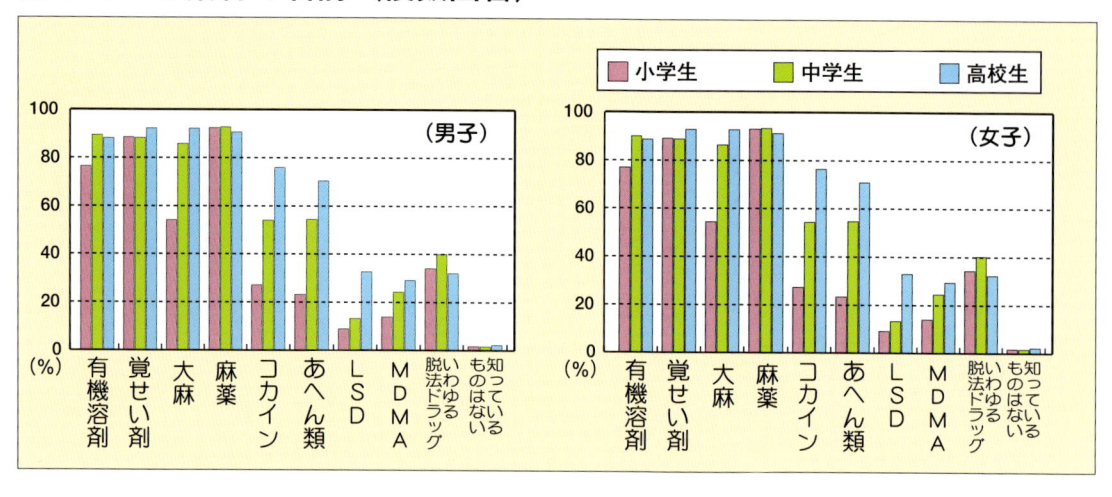

（男子）

（女子）

凡例：小学生　中学生　高校生

項目：有機溶剤、覚せい剤、大麻、麻薬、コカイン、あへん類、LSD、MDMA、いわゆる脱法ドラッグ、知っているものはない

薬物の名前を知った方法（複数回答）

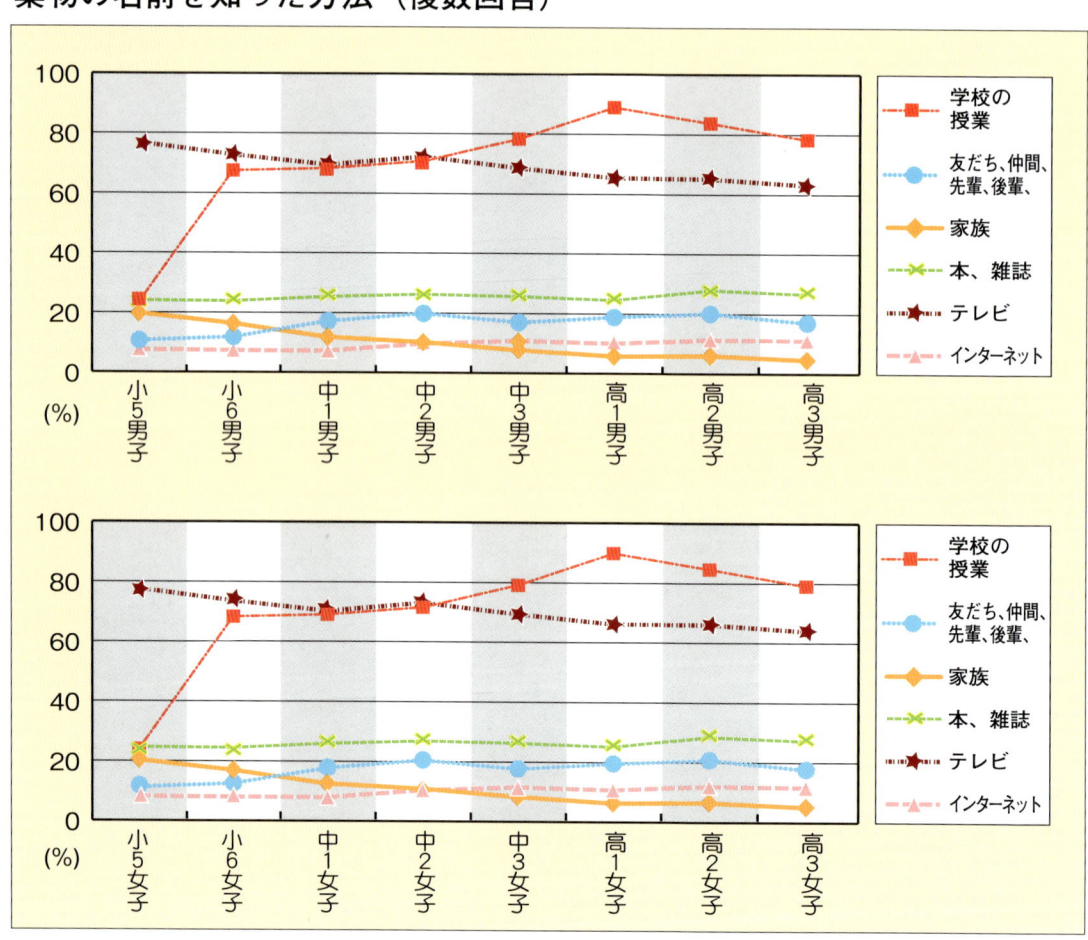

凡例：学校の授業、友だち・仲間・先輩・後輩、家族、本・雑誌、テレビ、インターネット

横軸：小5男子、小6男子、中1男子、中2男子、中3男子、高1男子、高2男子、高3男子

横軸：小5女子、小6女子、中1女子、中2女子、中3女子、高1女子、高2女子、高3女子

薬物乱用の理由（複数回答）

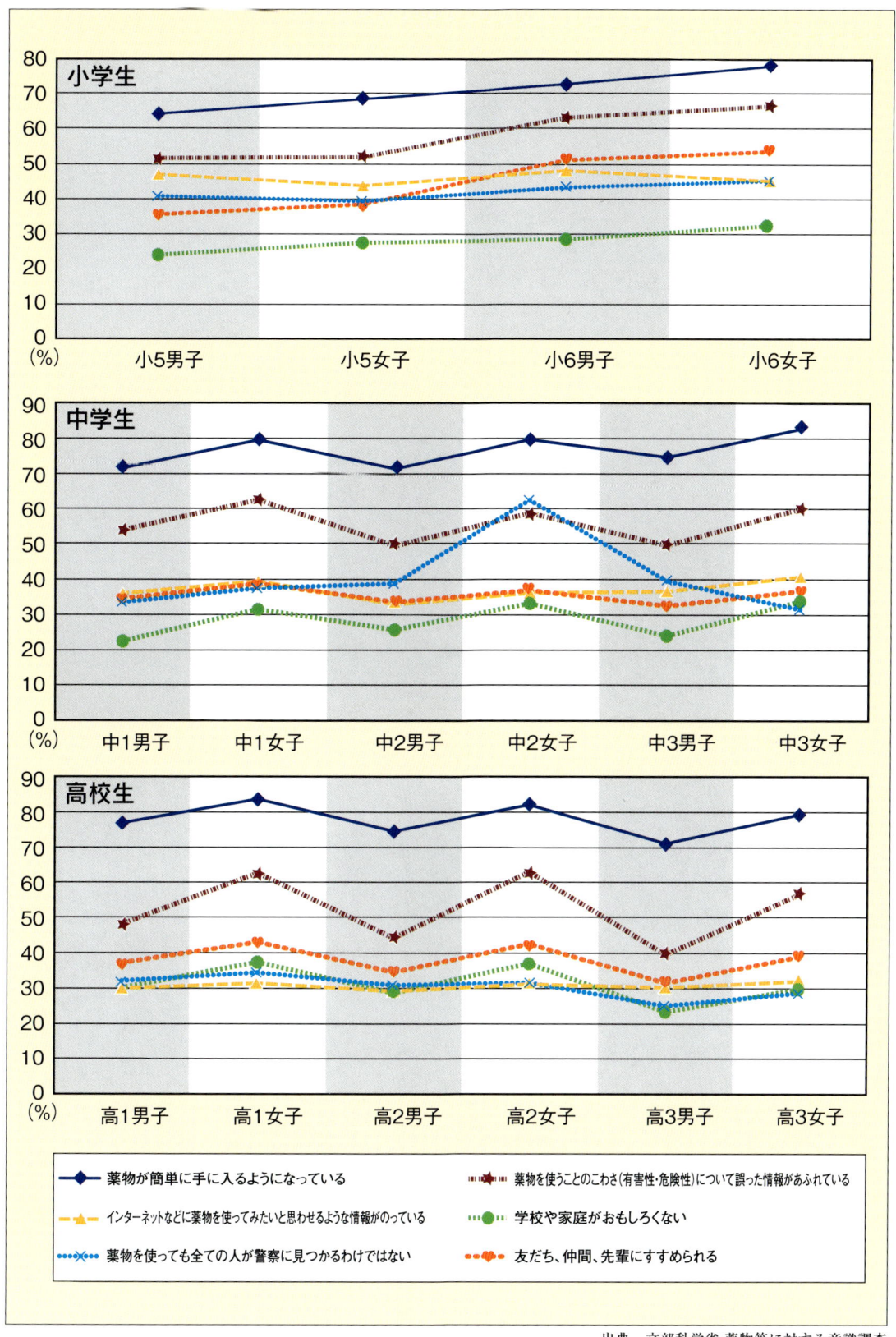

小学生
横軸: 小5男子、小5女子、小6男子、小6女子

中学生
横軸: 中1男子、中1女子、中2男子、中2女子、中3男子、中3女子

高校生
横軸: 高1男子、高1女子、高2男子、高2女子、高3男子、高3女子

凡例:
- 薬物が簡単に手に入るようになっている
- 薬物を使うことのこわさ（有害性・危険性）について誤った情報があふれている
- インターネットなどに薬物を使ってみたいと思わせるような情報がのっている
- 学校や家庭がおもしろくない
- 薬物を使っても全ての人が警察に見つかるわけではない
- 友だち、仲間、先輩にすすめられる

出典　文部科学省 薬物等に対する意識調査

薬物乱用に関する データ

薬物初回使用の動機

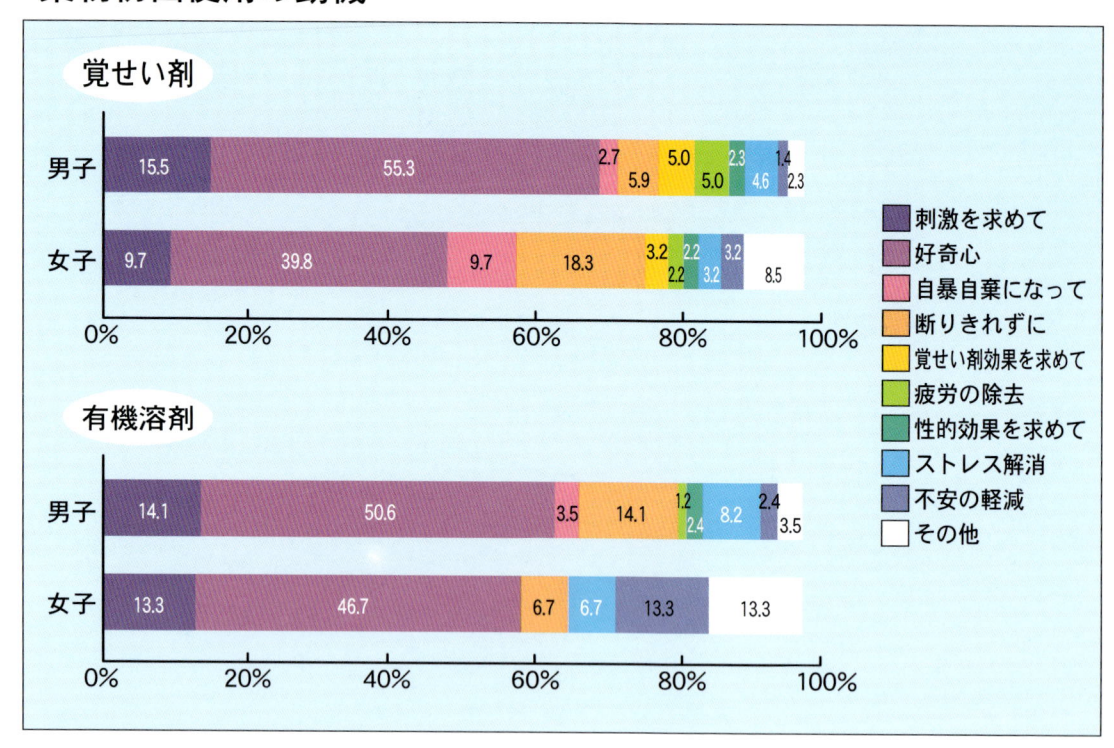

覚せい剤

	刺激を求めて	好奇心	自暴自棄になって	断りきれずに	覚せい剤効果を求めて	疲労の除去	性的効果を求めて	ストレス解消	不安の軽減	その他
男子	15.5	55.3	2.7	5.9	5.0	5.0	2.3	4.6	1.4	2.3
女子	9.7	39.8	9.7	18.3	3.2	2.2	2.2	3.2	3.2	8.5

有機溶剤

	刺激を求めて	好奇心	自暴自棄になって	断りきれずに	覚せい剤効果を求めて	疲労の除去	ストレス解消	不安の軽減	その他
男子	14.1	50.6	3.5	14.1	1.2	2.4	8.2	2.4	3.5
女子	13.3	46.7		6.7	6.7		13.3		13.3

薬物乱用の契機となった人物

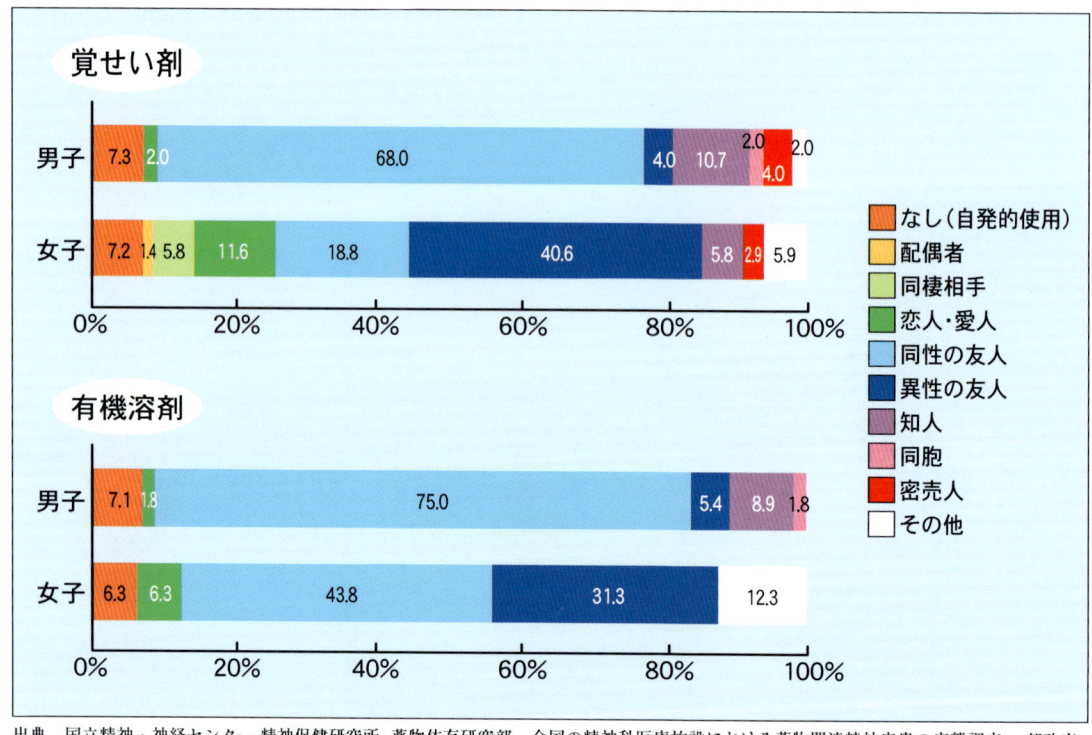

覚せい剤

	なし(自発的使用)	配偶者	同棲相手	恋人・愛人	同性の友人	異性の友人	知人	同胞	密売人	その他
男子	7.3			2.0	68.0	4.0	10.7	2.0	4.0	2.0
女子	7.2	1.4	5.8	11.6	18.8	40.6	5.8	2.9		5.9

有機溶剤

	なし(自発的使用)	恋人・愛人	同性の友人	異性の友人	知人	同胞	その他
男子	7.1	1.8	75.0	5.4	8.9	1.8	
女子	6.3	6.3	43.8	31.3			12.3

出典 国立精神・神経センター 精神保健研究所 薬物依存研究部 全国の精神科医療施設における薬物関連精神疾患の実態調査 一部改変

薬物の入手先（重複回答）

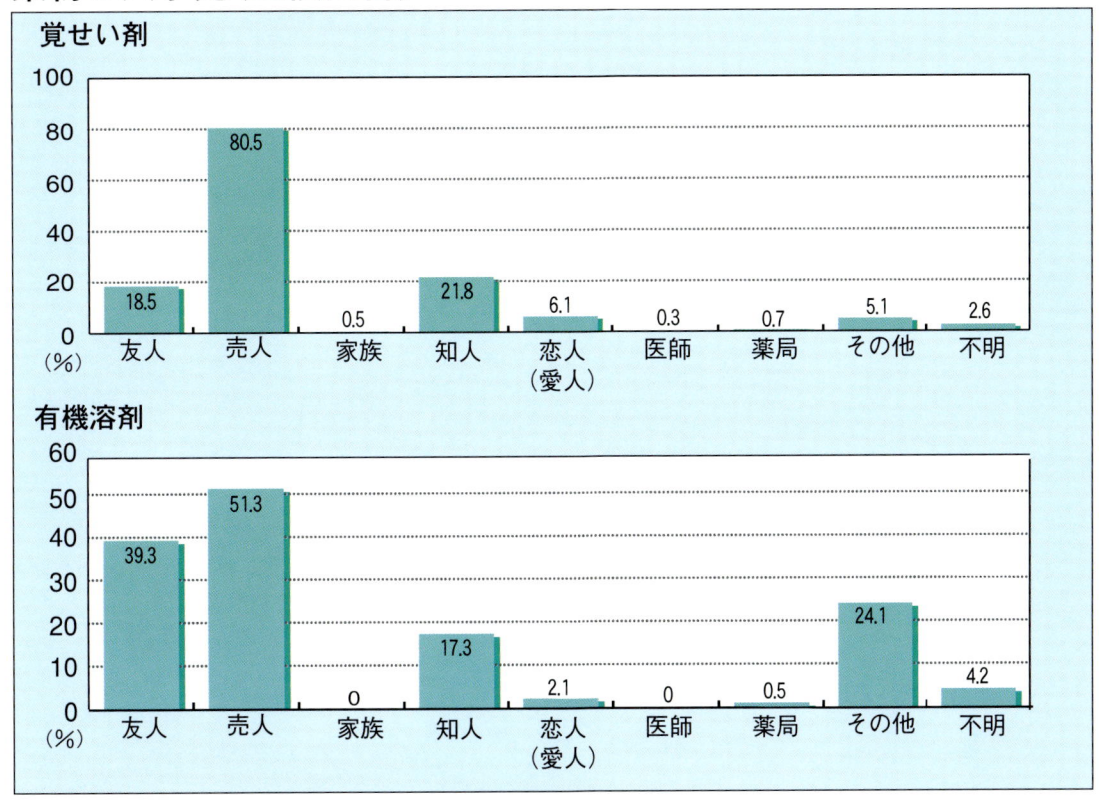

覚せい剤

入手先	%
友人	18.5
売人	80.5
家族	0.5
知人	21.8
恋人（愛人）	6.1
医師	0.3
薬局	0.7
その他	5.1
不明	2.6

有機溶剤

入手先	%
友人	39.3
売人	51.3
家族	0
知人	17.3
恋人（愛人）	2.1
医師	0
薬局	0.5
その他	24.1
不明	4.2

薬物乱用による問題行動（重複回答）

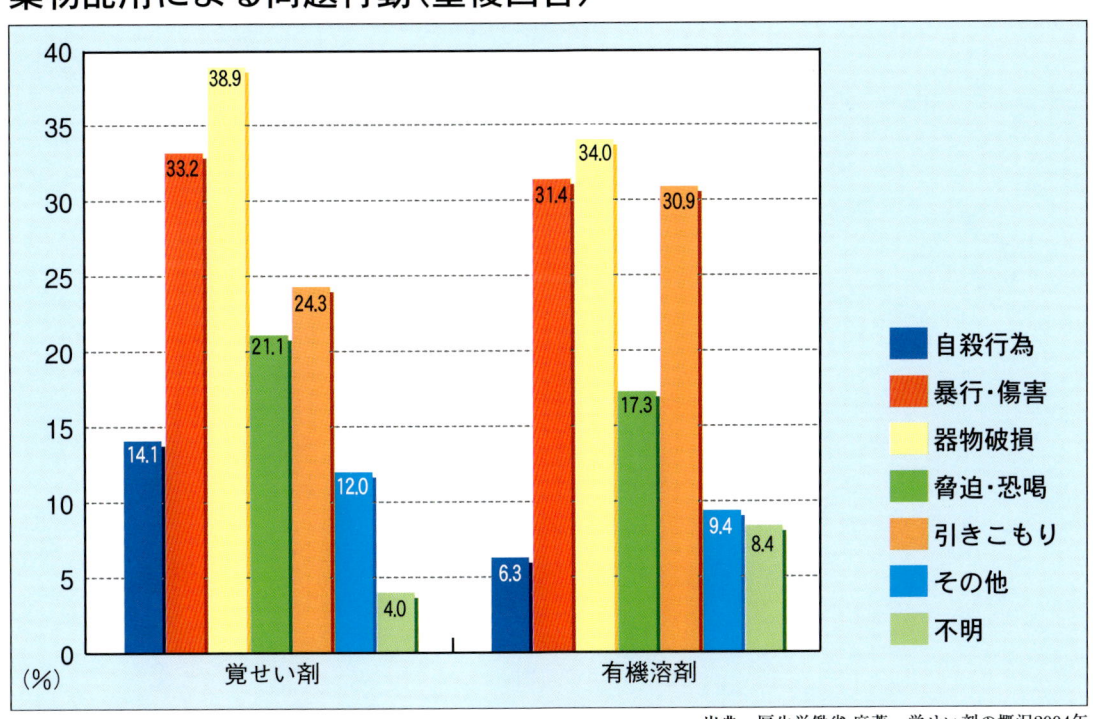

問題行動	覚せい剤(%)	有機溶剤(%)
自殺行為	14.1	6.3
暴行・傷害	33.2	31.4
器物破損	38.9	34.0
脅迫・恐喝	21.1	17.3
引きこもり	24.3	30.9
その他	12.0	9.4
不明	4.0	8.4

出典　厚生労働省 麻薬・覚せい剤の概況2004年

薬物問題に関する相談電話

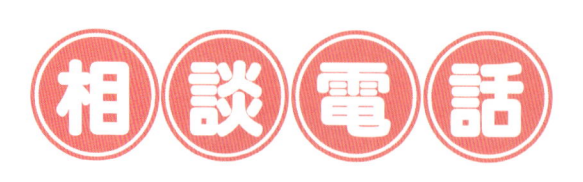

福岡	薬物１１０番	092-641-4444
	九州厚生局 麻薬取締部	092-431-0999
	九州厚生局 麻薬取締部 小倉分室	
		093-591-3561
佐賀	警察相談室	0952-26-9110
長崎	ホワイトテレホン	095-825-4615
熊本	けん銃・覚せい剤相談電話	096-384-4444
大分	警察安全相談	097-534-9110
宮崎	銃器・覚せい剤110番	0985-20-1074
鹿児島	薬物相談電話	099-255-0110
沖縄	麻薬１１０番	098-862-1483
	九州厚生局 沖縄麻薬取締支所	
		098-854-0999

新潟	けいさつ相談室	025-283-9110
富山	相談１１０番	076-442-0110
石川	警察安全相談電話	076-225-9110
福井	覚せい剤相談	0776-21-4618

鳥取	総合相談室	0857-27-9110
島根	薬物相談電話	0852-27-4697
岡山	覚せい剤１１０番	086-233-7867
広島	覚せい剤・麻薬 相談専用電話	082-227-4989
	中国四国厚生局 麻薬取締部	082-228-8974
山口	警察総合相談電話	083-923-9110

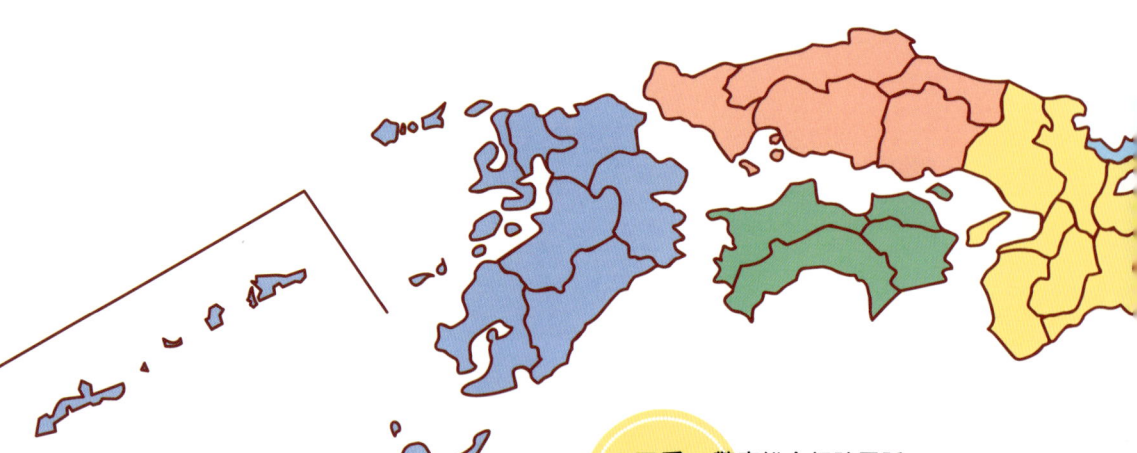

徳島	覚せい剤追放ダイヤル	088-653-4444
香川	警察総合相談センター	087-831-0110
	四国厚生支局 麻薬取締部	087-823-8800
愛媛	警察総合相談電話	0120-31-9110
高知	覚せい剤相談電話	088-823-4093

三重	警察総合相談電話	059-224-9110
滋賀	県民の声110番	077-525-0110
大阪	覚せい剤110番	06-6943-7957
	近畿厚生局 麻薬取締部	06-6949-3779
兵庫	覚せい剤110番	078-361-0110
	近畿厚生局 麻薬取締部 神戸分室	
		078-391-0487
京都	覚せい剤110番	075-451-7957
奈良	覚せい剤110番	0742-33-1818
和歌山	覚せい剤に関する相談	073-425-4615

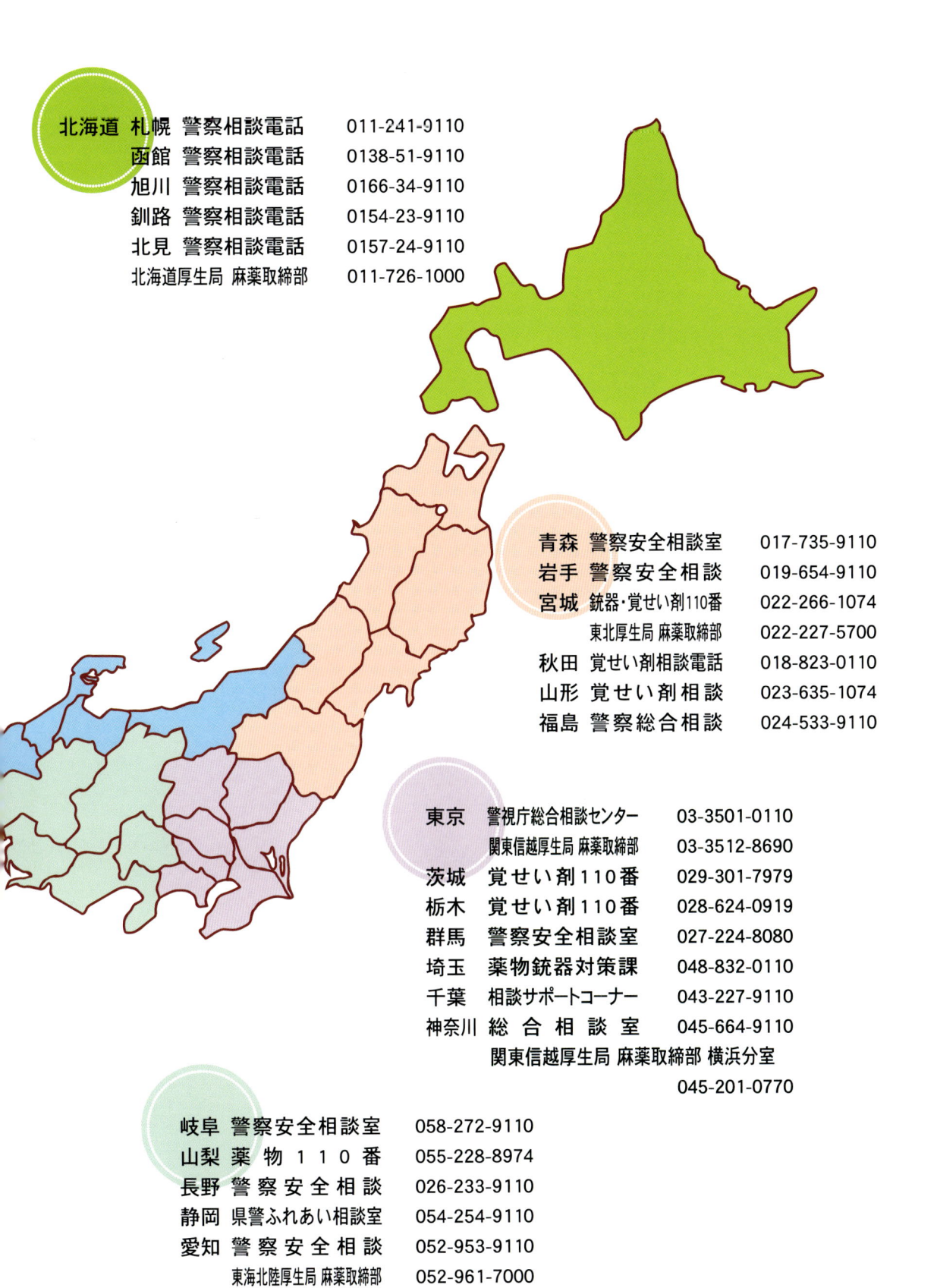

北海道	札幌	警察相談電話	011-241-9110
	函館	警察相談電話	0138-51-9110
	旭川	警察相談電話	0166-34-9110
	釧路	警察相談電話	0154-23-9110
	北見	警察相談電話	0157-24-9110
	北海道厚生局	麻薬取締部	011-726-1000

青森	警察安全相談室		017-735-9110
岩手	警察安全相談		019-654-9110
宮城	銃器・覚せい剤110番		022-266-1074
	東北厚生局 麻薬取締部		022-227-5700
秋田	覚せい剤相談電話		018-823-0110
山形	覚せい剤相談		023-635-1074
福島	警察総合相談		024-533-9110

東京	警視庁総合相談センター	03-3501-0110
	関東信越厚生局 麻薬取締部	03-3512-8690
茨城	覚せい剤110番	029-301-7979
栃木	覚せい剤110番	028-624-0919
群馬	警察安全相談室	027-224-8080
埼玉	薬物銃器対策課	048-832-0110
千葉	相談サポートコーナー	043-227-9110
神奈川	総合相談室	045-664-9110
	関東信越厚生局 麻薬取締部 横浜分室	045-201-0770

岐阜	警察安全相談室	058-272-9110
山梨	薬物110番	055-228-8974
長野	警察安全相談	026-233-9110
静岡	県警ふれあい相談室	054-254-9110
愛知	警察安全相談	052-953-9110
	東海北陸厚生局 麻薬取締部	052-961-7000

警察庁、他資料より

◆◆ さくいん ◆◆

【あ行】
あぶり 20
アルコール 37
依存症 28, 34, 37, 38
依存性 19, 22, 27, 34
一般薬 6
咽頭粘膜の炎症 25
受け身タイプ 43, 44, 45
液体大麻（ハシシュオイル） 15

【か行】
覚せい剤 8,10,11,12,13,18,20,22,27,30,37
覚せい剤事犯の検挙人員と押収量 22
覚せい剤の注射あと 21
ガスパン遊び 26
肝障害 25
乾燥大麻（マリファナ） 15, 16
気管・気管支の炎症 25
禁断（退薬）症状 27, 33
筋肉萎縮 25
薬の正しい使い方 6
ゲートウェイドラッグ（入門薬） 13
けしぼうず 27
結晶状の覚せい剤 21
攻撃タイプ 43, 44, 45
向精神薬 28
合成麻薬 9, 18, 28
合法ドラッグ 11, 12
コカイン 27

【さ行】
自己主張タイプ 43, 44, 45
処方薬 6
心筋の壊死 25
腎障害 25
シンナー 6, 8, 23, 24, 25, 26, 37
シンナー乱用で萎縮した脳 24
シンナー乱用で全身に現れる障害 25

精神薬 37

【た行】
耐性 33
大麻 9, 15, 17
大麻事犯の検挙人員と押収量 17
大麻樹脂（ハシシュ） 15, 16
脱法ドラッグ 11,12,13,14,29,30,36,37,41
タバコ 37
デザイナードラッグ 13
ドーピング 29

【は行】
歯のエナメル質が溶ける 25
フラッシュバック（再燃現象） 33
ヘロイン 27

【ま行】
マジックマッシュルーム 14, 29
麻薬 9, 11, 14, 30
麻薬原料植物 14, 29
無動機症候群 17

【や行】
薬物に関する意識調査 48～49
薬物問題に関する相談電話 52～53
薬物乱用・依存によって一年間に
　　発生する経済損失の推計 36
薬物乱用者による刑法犯検挙人員の推移 35
薬物乱用の3つの要因 41
薬物乱用に関するデータ 50～51
薬物乱用の悪循環 32, 40
薬物乱用を取り締まる法律 36
有機溶剤 23

【A～Z】
GHB 14
LSD 28
MDMA 9, 18, 19
MDMA等錠剤型合成麻薬事犯の
　　検挙人員と押収量 19

あとがき

　ここ数年、少年の覚せい剤検挙人員は減少傾向にありますが、錠剤のように飲み込めるMDMAやタバコのように喫煙できる大麻、次々に新しい種類が出まわっている脱法ドラッグなど、若者を取り巻く薬物は多様化しています。
　知らない人とでも簡単にコミュニケーションがとれる携帯電話やインターネットなどが普及し、薬物が簡単に入手できる環境になり、薬物乱用の潜在化が懸念されています。薬物は、私たち大人の予想をはるかに上回る勢いで子どもたちの身近に迫っています。

　薬物に関しては、『寝た子を起こすな』と今でも言われることがありますが、薬物に対する抵抗感が薄れている今こそ、子どもたちに薬物の真の姿を伝えなければならないとの思いから本書を企画しました。
　本書では、薬物の貴重な写真を掲載し、それぞれの薬物についての特徴のほか、心身への影響などの正しい知識を得ることができます。また、薬物乱用の社会的影響や経済への影響のほか、誘惑への対処法、データまで網羅し、薬物乱用防止指導用資料としても十分ご活用いただける内容となっています。
　薬物の危険が子どもたちに迫ったときに、どのような場面でも自分自身で正しい選択ができるための知識を、ぜひ本書を通して身につけていただければと思います。

　最後になりましたが、本書の制作にあたりまして、ご協力下さいました皆様にこの場をお借りして深謝申し上げます。

◆ **監修者** ◆

原田幸男

医療法人せのがわKONUMA記念　東京薬物乱用予防センター　所長

【略歴】
　1967年より東京都公立高等学校（教科：保健体育）に勤務し、現場で一貫して生徒指導と健康教育に取り組む。文部科学省・（財）日本学校保健会「喫煙・飲酒・薬物乱用防止指導研究委員会」、厚生労働省「たばこ行動計画検討会」等の委員を歴任。2004年3月東京都立深川高等学校を定年退職後、同年4月より現職。教育委員会・精神保健センター・学校・地域等が主催する喫煙・飲酒・薬物乱用防止・性教育などの講演会や研修会の講師をつとめる。

◆ **協力** ◆

東京都健康安全研究センター　環境保健部長／上村尚
東京都福祉保険局健康安全室薬事監視課
国立病院機構東名古屋病院　神経内科　医長／響場郁子
名古屋大学大学院医学研究科環境労働衛生学　助教授／市原学

◆ **参考資料** ◆

原田幸男 編著　「これならできる覚せい剤・薬物乱用防止教育入門」／学事出版
小沼杏坪 監修　「新・薬物乱用防止教育の展開事例集」／一橋出版
日本学校保健会 編　「喫煙、飲酒、薬物乱用防止に関する指導参考資料　中学校編」／
　　　　　　　　　　第一法規出版
吉川武彦 監修　「体も心もぼろぼろにする恐ろしい薬物乱用」／少年写真新聞社

近づかない 手にしない
命を蝕む　ドラッグ乱用

2010年4月1日　第3刷発行（新装版）
発　行　所　株式会社　少年写真新聞社　〒102-8232東京都千代田区九段北1-9-12
　　　　　　　　　　　　　　　　　　TEL 03-3264-2624　FAX 03-5276-7785
　　　　　　　　　　　　　　　　　　URL http://www.schoolpress.co.jp/
発　行　人　松本　恒
印　　　刷　図書印刷株式会社
©Shonen Shashin Shimbunsha 2006,2010　Printed in Japan
ISBN978-4-87981-212-4 C0037

定価はカバーに表示してあります。本書を無断で複写・複製・転載・デジタルデータ化することを禁じます。
落丁・乱丁本はおとりかえいたします。